DES

EAUX THERMALES

DE

BAINS-EN-VOSGES.

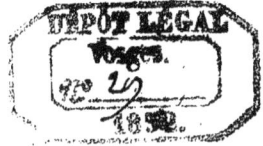

DES

EAUX THERMALES

DE

BAINS-EN-VOSGES

ET

DE LEUR USAGE

DANS LES MALADIES CHRONIQUES;

PAR

Le Docteur BAILLY, Inspecteur,

Ancien Interne des Hôpitaux de Paris.

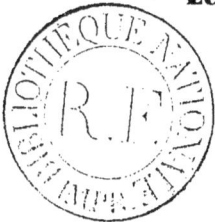

PARIS,

VICTOR MASSON, LIBRAIRE-ÉDITEUR,

Place de l'École de Médecine, 17.

1852.

COMMENT CET ÉCRIT EST PRÉSENTÉ.

————

Il est peu d'établissemens thermaux, qui n'aient trouvé dans chacun des médecins qui les ont dirigés, — quelquefois même dans de simples amateurs, — des historiens ou panégyristes plus ou moins sincères.

Bains a, pour ainsi dire, échappé à cet honneur (*). Sa

(*) Parmi les quelques notices, ou articles de journaux, dans lesquels il a été autrefois question des eaux de Bains, il faut distinguer un petit travail publié dans le Journal de pharmacie, par M. Chevallier. Ce chimiste distingué a décrit, d'une manière exacte, les propriétés physiques et chimiques de nos sources, d'après ses observations personnelles.

1

réputation s'est établie simplement, lentement, sans qu'on ait eu recours aux trompettes de la publicité, ni aux pratiques modernes de la réclame. Il a eu ceci de commun avec le vrai mérite, il est resté modeste et discret.

Je n'entreprendrai point de lui enlever ce caractère.

Le but de cet ouvrage n'est pas de présenter un brillant tableau des cures merveilleuses opérées par les eaux, ni de faire une description enthousiaste des beautés de l'établissement.

En disant trop, je mentirais, et on ne croirait même plus à quelque bien, si réel et si restreint qu'il pût être.

C'est l'impression produite dans l'esprit d'un grand nombre de médecins qui, entendant dire que les eaux guérissent tout, prétendent qu'elles ne guérissent rien.

Mon père, qui a dirigé pendant trente-deux ans cet établissement, sollicité à publier le résultat de son expérience (*), a constamment reculé devant le scrupule de faire, — ou quelque petit livre peu digne d'un praticien, — ou un ouvrage trop ambitieux par ses allures scientifiques.

C'est qu'en effet, le principal écueil des écrits sur les eaux minérales, est de s'adresser à la fois aux gens du monde et aux médecins. Or, ce qui est du goût des uns, ne l'est pas toujours des autres.

J'ai reconnu ces scrupules et ces difficultés ; et cependant, j'ai cru devoir passer outre, comptant un peu sur les

(*) Il a cherché à m'en faire profiter par ses conseils, et m'a laissé des renseignemens utiles pour la composition de ce travail. J'exprimerais ici ma reconnaissance, si ce sentiment avait besoin d'un témoignage public.

nécessités des circonstances et du sujet, pour me servir d'excuse aux yeux du lecteur.

J'ai divisé ce livre en deux parties.

La première peut être considérée comme un *guide du baigneur aux eaux de Bains ;* elle renferme la description de la ville, des sources, de l'établissement, ainsi que l'indication générale des règles à suivre dans l'emploi des eaux.

La seconde s'adresse spécialement aux médecins ; elle est consacrée à une étude sur l'action des eaux, et sur les principales affections pour lesquelles elles sont indiquées.

J'écris donc pour les baigneurs et pour les médecins : aux uns, je donne des renseignemens et des conseils ; aux autres, j'expose ma manière de comprendre et de traiter les maladies qu'ils m'adressent, afin qu'ils la jugent. En me faisant part de leurs réflexions et de leurs critiques, je pourrai modifier cette manière dans ce qu'elle aurait de défectueux.

Je me suis abstenu de publier la relation de *cures opérées par les eaux.* Il m'a paru que les médecins n'attachaient pas grande valeur à ces observations écourtées, où l'on voit invariablement un M. de *** en proie depuis longues années à des douleurs d'estomac ou de tête, se trouver guéri après vingt-un bains et trois verres d'eau pris tous les matins.

Peut-être ce genre de récits intéresserait-il le malade des eaux, toujours disposé à se reconnaître dans chaque peinture pathologique, et qui d'ailleurs n'est pas fâché de voir qu'on guérit si facilement.

On comprendra le motif qui me fait refuser une pareille satisfaction à cette classe de lecteurs.

Pour offrir un caractère scientifique et sérieux, les ob

servations devraient avoir un développement, et se trouver en nombre tel que ne sauraient le comporter les limites de cet ouvrage.

Quant à les présenter comme des certificats d'efficacité, cela pourrait sembler utile, s'il s'agissait d'un établissement nouveau, de sources inconnues.

Les thermes de Bains ne sont point dans ce cas; fréquentés par les Romains, ils n'ont pas cessé d'attirer près d'eux les personnes souffrantes de divers pays. Sans doute, cette clientèle a subi des fluctuations en rapport avec l'état de civilisation, de prospérité et de sécurité publiques; mais de tous temps, elle a témoigné par sa fidélité de la confiance que ces eaux ont inspirée aux populations qui pouvaient les apprécier.

Si l'on peut dire que la fortune de certains établissemens s'est accréditée par des moyens factices, et en vertu de circonstances étrangères à leurs qualités curatives, certes, pour Bains, on ne saurait alléguer de semblables motifs. Les améliorations ne sont survenues que lentement et difficilement, commandées en quelque sorte par l'affluence croissante des étrangers. Tout ce qui tient à l'attrait y est encore bien au-dessous de ce qu'on rencontre ailleurs.

Au reste, — et ceci me semble une raison décisive, — une grande partie des personnes fréquentant nos eaux, n'y viennent point chercher des plaisirs; ce sont des gens de la campagne qui s'ennuyent loin de leurs affaires, de leurs champs, et se garderaient bien de faire un voyage pénible et coûteux, s'ils ne savaient trouver la guérison comme tel et tel de leurs voisins qui, les années précédentes, en ont déjà éprouvé grand bien.

On vient donc à Bains pour se guérir, comme on va à d'autres eaux pour se distraire.

Ce n'est pas, toutefois, qu'il y ait quelque cause d'éloignement pour les personnes riches ; mais en ceci, comme en beaucoup de choses, la mode est souveraine dans ses caprices.

A part Bourbonne, — dont les eaux chargées de sel ont une spécialité d'action qui détermine la clientèle, — les eaux thermales de l'Est de la France offrent la plus grande analogie dans leurs caractères et dans leurs propriétés. Placées à quelques lieues de distance, dans les mêmes conditions géologiques, les sources doivent provenir, ou d'une origine commune, ou de réservoirs constitués par les mêmes élémens minéralogiques. Quelques milligrammes de sels, quelques degrés de chaleur en plus ou en moins dans leur composition, ne sont pas des différences suffisantes pour influer sur leur manière d'agir. Aussi, n'est-ce pas cette dernière qui décide les malades à se rendre de préférence à tel ou tel établissement.

Luxeuil est dans la Haute-Saône, il est fréquenté par les populations de la Franche-Comté et de la Bourgogne.

Plombières est un établissement de l'État, on n'y a jamais rien épargné pour attirer les étrangers ; il est plus connu à Paris et dans les villes éloignées, c'est enfin le plus aristocratique.

Mais, — comme il n'est pas donné à tout le monde d'aller à Corinthe, — Bains reçoit les gens plus modestes, ou ceux qui fuient le bruit, les contraintes de l'étiquette et de la toilette. C'est principalement de la Lorraine et de la Haute-Marne que nous vient le plus grand nombre de baigneurs

La différence de vogue n'est donc pas l'effet d'une différence dans la valeur intrinsèque des eaux.

Quelques-uns diront : Celles-ci sont plus *fortes*, parce qu'elles sont plus chaudes. C'est une erreur. L'excès de

calorique est un inconvénient qui est plus propre à diminuer l'activité des eaux qu'à l'augmenter ; car on est obligé
dans leur emploi, ou de les laisser refroidir, ou, ce qui a
lieu le plus souvent, de les mélanger à l'eau froide commune. Ainsi qu'on le verra plus loin, les sources de Bains
sortent de terre avec des températures précisément appropriées aux divers usages.

D'autres voudront s'appuyer sur des modifications légères
dans la composition chimique, pour prétendre à une spécialité d'action dans certaines maladies (*).

C'est tomber dans un écueil funeste qui consiste à rattacher exclusivement l'action des eaux à la quantité et à la
qualité des sels qu'elles renferment.

Nous pensons qu'en effet, il faut méconnaître la nature
de la médication des eaux pour la faire dépendre entièrement des substances chimiques en dissolution.

Avec une semblable manière de voir, on comprend le
peu de faveur dont les eaux minérales devraient jouir dans
l'esprit des médecins. Si elles ne sont qu'une forme médicamenteuse, il faut convenir que ce médicament, auquel
la chimie attribue des élémens si simples et si faibles, doit
être assez insignifiant dans ses effets. Et d'ailleurs, ne pour-
rait-il pas être administré avec plus de soin et de précision
loin des sources?

(*) Les analyses des eaux de Plombières, Bains et Luxeuil ont été
faites isolément, à diverses époques, par différens chimistes. Comment
établir des élémens de comparaison au sujet d'opérations aussi délicates, et sur des proportions si minimes.

Il ne saurait y avoir de donnée certaine à cet égard, qu'autant qu'une
analyse comparative serait faite en même temps, par un seul chimiste,
employant les mêmes procédés, et agissant sans idée préconçue. Un
pareil travail offrirait, je crois, beaucoup d'intérêt.

Cependant, il ne faut pas l'oublier, les malades qui se rendent aux eaux, ont déjà été soumis, sans succès, à l'action de remèdes énergiques, variés, et voici qu'un moyen très-simple, à peine reconnu dans la matière médicale, va produire les plus heureux effets.

C'est que la médication des eaux ne consiste pas dans un remède plus ou moins actif, s'adressant à telle ou telle maladie, mais bien dans une méthode curative complexe, susceptible d'être appliquée à des affections très-diverses, suivant les modifications qu'on lui fait subir dans son emploi. C'est une médication hygiénique, si l'on peut ainsi parler, c'est-à-dire qu'elle résulte d'un concours de circonstances favorables à la santé, d'un ensemble de conditions au milieu desquelles les forces vitales enchaînées reçoivent une impulsion et une activité nouvelle.

Déjà, dans un premier travail sur *l'action thérapeutique des eaux thermales,* je me suis placé à ce point de vue : repoussant également dans mon appréciation, — d'une part, les agens mystérieux, les qualités occultes, en un mot, les suppositions hypothétiques auxquelles on se laissait trop facilement aller autrefois, — d'autre part, les prétentions exclusives de la chimie, que les modernes sont trop disposés à considérer comme le criterium absolu, comme l'arbitre souverain des vertus curatives des eaux, — j'ai voulu faire de cette médication une chose rationnelle, ressortant des données de la thérapeutique, sans la restreindre au rôle d'une forme médicamenteuse, ou d'un mode d'administration.

Dans le chapitre où je traiterai ce sujet, j'analyserai les élémens dont se compose le traitement des eaux, je déterminerai leur valeur relative, et la nature de l'action exercée sur l'organisme. Ici, j'ai seulement voulu caractériser la

médication, afin d'en mieux faire saisir les principales indications.

C'est évidemment aux *maladies chroniques* qu'elle doit
s'appliquer.

Envisagées d'une manière générale, ces affections consistent dans une certaine inertie des forces vitales, dans
un état de langueur et d'imperfection des mouvemens organiques, d'où résulte l'anémie, la débilité, les congestions, les désordres d'innervation. Ces états morbides qui,
primitivement ou consécutivement, envahissent toute l'é-
conomie, se sont développés sous l'influence vicieuse de
conditions pathologiques ou hygiéniques qu'il importe
avant tout de modifier.

Les praticiens savent qu'avec les ressources pharmaceutiques ordinaires, on peut calmer, amoindrir, mais difficilement guérir les maladies chroniques. Cette guérison s'obtiendra plutôt par des modifications simples, qui mettent
en jeu les fonctions sans altérer les organes, qui ne se pro-
posent pas d'attaquer la constitution du sang, de neutraliser directement les principes délétères répandus dans les
humeurs, ou de rétablir l'intégrité des tissus, mais seulement de remettre les organes dans des conditions physiologiques, de favoriser les fonctions éliminatrices, et enfin
d'activer les puissances reconstitutives.

Tel est, je le sais, le programme de l'*hydrothérapie*,
ou traitement par l'eau froide :

Exercer et fortifier le système nerveux organique en pro-
voquant des réactions, en excitant la circulation capillaire
et les mouvemens de composition et de décomposition,
rétablir largement les fonctions de la peau, dissiper les
congestions et les irritations locales en imprimant une impulsion plus forte et mieux répartie à tous les fluides, re-

lever le ton de l'économie, et rendre la nutrition plus complète, voilà, je pense, les principales indications que prétend remplir cette méthode.

En faisant la part, — et de l'engouement qui s'attache à tout traitement nouveau, — et de l'esprit systématique, empyrique, ou spéculateur, qui le fait appliquer sans discernement à tous les cas, — il est incontestable que l'hydrothérapie est un puissant modificateur qui triomphe souvent de maladies très-rebelles.

Et, cependant, là on ne s'inquiète pas trop de l'analyse des sels contenus dans l'eau employée.

Quelques-uns pourraient croire qu'en faisant l'apologie de l'eau froide, je fais le procès de l'eau chaude. Non, la différence n'est qu'apparente, elle n'existe que dans les procédés, le résultat est le même, les indications sont les mêmes.

Et d'ailleurs, depuis longtemps j'ai introduit dans ma pratique quelques-uns des moyens de l'hydrothérapie. J'emploie les douches froides, les compresses et le drap mouillé, les affusions froides après les sudations provoquées par l'étuve. Il m'a semblé que, par la combinaison prudente des méthodes froide et thermale, on pouvait obtenir d'heureux effets.

Elles ont une efficacité certaine, mais, disons-le bien, elles ne s'appliquent pas à tout, et toutes les fois qu'elles sont bien appliquées, elles ne guérissent pas ; elles ont cela de commun avec les meilleurs agens de la thérapeutique.

Bordeu a dit : « Le traitement des eaux minérales employées à leurs sources est, sans contredit, de tous les moyens de la médecine, le mieux en état d'opérer, pour le physique et le moral, toutes les révolutions nécessaires et possibles dans les maladies chroniques. » Je formulerais

volontiers cette proposition par ces mots : Les eaux guérissent quelquefois et soulagent souvent.

J'ai la confiance que cette opinion est partagée par les
praticiens expérimentés qui, depuis longtemps, envoient
leurs malades aux eaux. Ceux-là seuls peuvent être bons
juges dans la question d'efficacité. C'est particulièrement à
eux que je livre cet écrit, et c'est leur approbation que je
suis désireux de mériter.

CHAPITRE PREMIER.

BAINS.

Historique. — Statistique. — Topographie. — Promenades.

BAINS.

Au pied du versant méridional des Vosges, dans un vallon qu'arrose l'un des affluents de la Saône, se trouve Bains, chef-lieu de canton qui dépend de l'arrondissement d'Epinal (*).

C'est un joli village, qu'un amour-propre municipal a même fait décorer du nom de *ville*. Cette qualification ambitieuse n'est peut-être pas suffisamment justifiée par l'importance d'une population agglomérée de 1,800 âmes, par des habitudes un peu rurales, et un mouvement de bestiaux quelquefois importun. L'aspect intérieur n'est pas tout-à-fait satisfai-

(*) Bains est à 28 kilomètres d'Epinal, — à 58 de Mirecourt, — à 78 de Nancy, — à 44 de Bourbonne, — à 24 de Plombières, — à 26 de Luxeuil. Les deux routes départementales n° 9 et n° 10 s'y croisent presqu'à angle droit. Malheureusement, il faut le dire, l'ingénieur qui les a tracées était trop pénétré du principe que la ligne droite est le plus court chemin d'un point à un autre; et pour mettre en pratique cet axiôme, il ne s'est pas arrêté devant les anfractuosités du terrain, si profondes et si nombreuses qu'elles aient été.

Bientôt ces routes seront remplacées par des chemins de grande communication qui, serpentant dans les vallées, rendront le parcours plus facile, et offriront aux regards du voyageur un paysage plus varié.

sant; au lieu d'être concentrées en une seule rue bien régulière,
les plus belles habitations sont éparses, entourées de masures
disgracieuses. Et puis, sous prétexte d'alignement et d'élargis-
sement, l'administration des ponts-et-chaussées fait avancer
ou reculer les nouvelles constructions, de manière à leur
donner une disposition dentelée.

Cependant, toute critique faite, si Bains est une ville assez
modeste, c'est au moins un village propre et presqu'élégant.
Les rues sont bien pavées et bien entretenues; on n'y remarque plus, comme autrefois, ces ornemens des maisons de
culture qui sentent par trop la campagne. Enfin, d'abondantes
fontaines, des reverbères, des promenades, un Hôtel-de-Ville
avec salons de réunion, attestent qu'on est dans un pays
civilisé, où l'on peut retrouver quelque chose des aisances de
la ville au milieu des agrémens de la campagne.

Historique.

Bains doit son nom, son importance et son origine à ses
eaux.

En plongeant le regard dans les profondeurs du passé, et se
reportant à l'époque de l'occupation romaine, ce pays nous
apparaît comme une contrée sauvage, couverte d'antiques forêts. Dans les clairières, sans doute, existaient quelques buttes
éparses, où le fier Gaulois méprisant l'industrie et le com-
merce, vivait misérablement du produit de la chasse.

C'est alors que des soldats romains, explorant ces lieux,
remarquent des vapeurs qui s'élèvent du milieu des bois, sur
les bords du ruisseau désert. Ils approchent, et à travers les
rochers et les ronces, dans un repaire de reptiles, ils décou-
vrent d'abondantes sources d'eau chaude.

Pour ces hommes actifs et soucieux des soins du corps, cette découverte était précieuse. Ils déblaient le terrain, enferment les eaux dans une enceinte de béton, et construisent des bains, *balnea*, où les légions qui occupaient le bassin de la Saône et les plaines de la Champagne venaient se reposer après de rudes exploits, et guérir leurs blessures.

Près de ces thermes, quelques maisons s'élèvent pour loger les baigneurs; peu à peu, attirés par l'appât du gain, les indigènes se rapprochent; — ainsi se trouvent jetés les premiers fondemens de Bains.

Plombières, Luxeuil, Bourbonne ont eu également des thermes romains, pourquoi n'ont-ils pas conservé le nom de *bains?* c'est qu'apparemment, il y avait déjà un centre de population ayant son nom, quand les Romains y sont venus fonder leur établissement. Tandis qu'ici, les bains ont été le point de départ, ce qui a dû déterminer la dénomination. (*)

(*) Cette première phase de l'histoire de Bains, c'est-à-dire son origine romaine, n'est point fictive; elle est appuyée sur les documens suivans :

Durival rapporte dans ses mémoires sur la Lorraine qu'au mois de novembre 1752, l'ingénieur Baligaud faisant travailler à la restauration de la principale source de l'ancien bain, on découvrit sous le mur du bâtiment le faîte d'une pierre où était l'orifice de la source *modérée*, — que l'on a depuis nommée source *romaine*. — « Les ouvriers l'enlevèrent pendant la nuit, et trouvèrent » dessous *six cents* médailles romaines, en moyen bronze, d'Auguste, Agrippa, » et autres, jusqu'à Domitien, quelques-unes de ces médailles étaient assez » bien conservées, les autres collées par la rouille. Il s'est trouvé aussi quelques » petites médailles grecques. Cette découverte apprend que les Romains ont » connu les eaux minérales de Bains, etc. »

En 1845, on établissait les fondations du nouveau Bain-Romain, j'ai vu extraire avec la mine une enceinte de béton très-épaisse, et, parmi les débris concassés, on retrouva plusieurs médailles en bronze, quelques pièces d'argent d'origine grecque, et enfin un petit grenat gravé en creux, représentant une tête de Caracalla. M. Villatte fils a fait monter en épingle ce bijou qui ornait, sans doute, il y a quinze siècles, quelque chevalier romain. Les empreintes faites sur la cire sont d'une délicatesse et d'un fini remarquables.

Mais la civilisation romaine s'écroule, — le moyen âge étend ses ombres sur l'Europe. Durant ces temps de misère et d'ignorance, les thermes sont déserts et tombent en ruines; la guerre et les épidémies ravagent les populations. D'autres fléaux s'appesantissent encore sur Bains.

On lit dans la *France pittoresque*, qu'en 1498, une incendie le réduisit en cendres, en 1682 un tremblement de terre en renversa une partie. Des innondations brusques et violentes, notamment en 1571, détruisirent plusieurs fois les maisons qui, en ce temps-là étaient rassemblées au fond de la vallée le long du cours d'eau.

Pendant cette époque, l'établissement thermal ne consistait plus qu'en une mare d'eau chaude sans valeur, autour de laquelle les habitans n'avaient plus aucun intérêt de se grouper. Aussi, Bains était-il situé à 500 mètres plus bas, au sud-ouest, le long du chemin qui conduisait alors à Fontenoy. La tradition rapporte qu'il y avait là un château et un hôpital, ou *ladrerie*. Il y a dans les archives de la commune un manuscrit

A une demi-lieue de Bains, entre le pont du Coney et les Forges de Thunimont, dans un site sauvage où la rivière est étranglée entre deux collines escarpées, se trouve le *Pont des fées*. Ce n'est plus qu'un amas de pierres enfouies sous la mousse et les ronces. Ces pierres formaient les culées d'un pont qui devait être fort élevé s'il réunissait le sommet des collines. Mais en raison de l'exiguité des vestiges actuels, il est permis de douter que ce travail ait été terminé. Il y a 50 ans, ces culées avaient encore 3 mètres d'élévation au-dessus du sol. Quoiqu'il en soit, on ne saurait douter de leur origine aux caractères qui les distinguent. Ce sont de grands blocs, régulièrement taillés, et portant dans leur centre l'entaille appelée *louve* ou *coche*. Presque tous offrent en outre un trou vertical destiné à contenir des crampons ou des goujons de fer. On ne trouve aucune trace de voie romaine en rapport avec ce pont. Sa direction, et le peu de distance qui le séparait d'un therme important font supposer qu'il devait mettre en communication cet établissement avec les contrées voisines de la Lorraine, où existent encore des voies romaines bien conservées.

curieux par son antiquité, il porte le titre de *Charte de franchise de la ville de Bains*, et remonte au 14me siècle (*).

La renaissance commence pour Bains avec le règne du duc Léopold, et surtout du roi Stanislas. La ville change d'aspect, deux grandes routes la traversent, les habitations se groupent dans la direction de ces routes vers Epinal et Mirecourt. Ce déplacement est remarquable. L'ancien chemin de Fontenoy étant abandonné, toute cette partie de la ville située sur la rive gauche du ruisseau disparaît, au point qu'on en voit plus de traces aujourd'hui. La plupart des constructions actuelles datent de cette époque. Ainsi l'église et toutes les maisons de la grande rue. C'est alors que les thermes se relèvent; ils étaient même en grand crédit à la cour du roi bienfaiteur de la Lorraine. On s'y rendait de préférence à Plombières (**).

(*) Dans la Statistique du département des Vosges de MM. Lepage et Charton, on trouve sur cette époque les renseignemens suivans : « Le doyenné de Bains était composé du bourg de Bains et du village de Voivres. C'était une des terres où le grand prévôt était plus absolument maître. Les seigneurs comparsonniers étaient seulement voués, et ne pouvant prétendre à une part égale de juridiction. Le prévôt réglait tous les frais de justice et de police, et ses ordonnances étaient toujours reçues des sujets et des voués sans *contredit*. Deux plaids que l'on bénissait suivant l'usage se tenaient au doyenné de Bains. Le grand doyen, chef de la justice et police, y était créé par le prévôt, ainsi que le procureur d'office et le greffier. Le prévôt inspectait les poids et mesures et punissait ceux qui en mésusaient. Les épaves, confiscations, amendes, entrées de ville, permission de pêcher, amendes de bois, et tous émolumens de haute, moyenne et basse justice lui appartenaient. Il y avait en la seigneurie de Bains prisons, ceps, carcan et gibets pour les criminels que la justice avait condamnés sous l'autorité du grand prévôt. (ADVEU.) »

(**) MM. Bagard et Liabé, célèbres médecins de ce temps, portent le jugement suivant sur les eaux de Bains :

« Nous soussignés, conseillers, premiers médecins de feu S. A. R. Madame duchesse douairière de Lorraine et de Bar, certifions qu'ayant fait usage depuis plus de 50 ans des eaux de Plombières et de Bains, nous avons remarqué que

Sous une administration éclairée, vigilante, plusieurs ordonnances de police furent rendues, des règlemens, des tarifs
empreints d'un esprit de justice et de libéralité remarquables
furent institués. On construisit le Bain-Neuf et le Bain-Vieux
aux frais des propriétaires, avec le concours des habitans, et
sur les plans de l'ingénieur Baligaud (*).

celles de Bains, dans certains cas, l'emportent sur celles de Plombières : comme
pour les maladies de poitrine, les gouttes vagues et les rhumatismes goutteux.
Dans toutes les autres maladies, celles de Bains égalent celles de Plombières en
vertu et qualité.... Fait à Nanci, 11 mai 1747. »

Il faut ajouter qu'à cette époque, l'usage n'était pas des certificats de com-
plaisance, comme moyen de réclame.

Morand, dans un *Mémoire sur les eaux thermales de Bains en Lorraine,
comparées dans leurs effets avec les eaux thermales de la même province*, inséré
en février 1757 dans le *Journal de médecine*, page 114, compare les eaux de
Bains et de Plombières, et les trouve les mêmes par leurs qualités extérieures et
par leurs effets. Cependant, il regarde celles de Bains comme un *doux diaphori-
tique désobstruant*, tandis que celles de Plombières seraient un *diurétique chaud
ou sudorifique*. Il attribue l'activité plus faible des premières à leur moindre
degré de chaleur, et non à la nature bénigne et modérée de leurs principes. Il
conclut que les eaux de Bains sont supérieures à celles de Plombières.

M. Kast, premier médecin du roi de Pologne, était grand partisan des eaux
de Bains, et il faisait tous ses efforts pour les mettre en vogue, il les soutenait de
tout le crédit que lui avait mérité une pratique consommée. Peut-être doit-on
faire remonter à cet habile praticien la première époque de la nouvelle réputation des eaux de Bains.

(*) Pour faire bien comprendre la sagesse de cette administration, et la voie
progressive dans laquelle elle faisait entrer les eaux de Bains, j'extrais divers
articles des arrêts du Conseil d'État des années 1734, 1750, 1753 et 1754,
portant règlement pour les eaux minérales de Bains.

« ART. Iᵉʳ. Les infirmes qui arriveront à Bains pour y prendre les eaux,
» avant de pouvoir faire aucun exercice, seront obligés de s'adresser au mé-
» decin directeur des eaux, et de lui déclarer quelles sont les maladies qui les
» obligent de les prendre, afin qu'il connaisse que ces maladies ne sont point
» de celles qui se communiquent par la fréquentation....

» ART. V. Fait défense, S. A. R., à toute sorte de personnes de laver aucun

Il n'a pas dépendu de Stanislas que Bains prît le caractère monumental et régulier qui distingue les constructions d'ensemble exécutées à cette époque. On en jugera par les ordonnances suivantes :

« ..... La communauté de Bains fera paver incessamment
» et entretenir proprement la grande rue, comme aussi celle
» qui sert de communication de l'ancien bain avec le nouveau,
» et chaque habitant fera paver en caraudage le devant de sa
» maison. Fait défense, S. M., à toute personne de déposer
» aucun fumier ni immondices dans lesdites rues....

» — Les propriétaires des terrains, situés de part et d'au-
» tre des deux côtés du nouveau bain, y feront construire dans
» l'année présente et là prochaine des maisons commodes sui-
» vant les alignemens, plans et élévations qui leur seront don-
» nés par ledit Baligaud ; sinon et ledit temps passé, permet,
» S. M., à toute personne d'y en faire bâtir, en payant cha-
» cune à leur égard, le prix desdits terrains.... et fait défense
» au nommé Faron de continuer celle par lui commencée
» d'écuries et engrangemens, etc. »

» linge, ustensiles de cuisine, ni de se laver, ni décrasser dans les bains et
» sources minérales, d'y jeter aucune ordure pour en altérer la pureté....
1750.— « Le roi dans son conseil a ordonné et ordonne que MM. L. F. J. duc
» d'Havré et de Croï, et le sieur F. A. du Pasquier de Dommartin, seigneurs,
» chacun pour moitié du comté de Fontenoy en Vosges, supplians, feront cons-
» truire dans le lieu de Bains, suivant leurs offres, le nouveau bassin avec les
» bâtimens, et qu'ils y feront faire en outre les plantations d'arbres désignées
» sur ledit plan, aux charges et conditions suivantes :
» 2° Que tous ceux qui feront usage des eaux chaudes et minérales, soit de
» l'ancien ou du nouveau bain sans distinction, payeront 5 livres, argent va-
» leur au cours de France, par tête, à l'exception néanmoins des domestiques
» et habitans de la campagne, qui ne payeront que moitié dudit droit, et en-
» core des pauvres certifiés et reconnus pour tels, comme aussi des habitans de
» Bains et du Charmois, qui auront l'usage desdites eaux gratuitement. »

Certes, on ne saurait encore aujourd'hui concevoir rien de plus convenable.

Mais, hélas! il fallait compter avec le vieil esprit *gaulois*, esprit de routine, de saleté et d'orgueilleuse paresse. Malgré les ordonnances, le nommé Farou construisit ses engrangemens contre les bains, et il y a seulement trente ans que l'on vit enfin disparaître les fumiers qui s'étalaient fastueusement devant chaque maison.

La révolution de 1789 vint entraver l'essor qui s'était emparé de Bains; sa décadence arrivait avant son développement. L'ancien état de misère et de délabrement reparaissait partout. L'établissement, mal entretenu, semblait vouloir éloigner les étrangers.

A cette époque, le professeur Fodéré étant venu visiter Bains, écrivait dans le *Journal complémentaire du Dictionnaire des sciences médicales* cette sévère appréciation : « ..... Tant de négligence » ne m'étonne plus, quand je vis que deux des trois fontaines » destinées à abreuver les habitans étaient à sec, le toit de la » halle criblé de toutes parts et l'église en ruines; aussi le peu- » ple est-il pauvre !... *Fatevi una Madona*, disait un pape à un » curé qui se plaignait de sa misère. Ici, la *Madona* est toute » faite, il ne manque que les serviteurs pour l'entretenir ; » mais que peut-on en espérer quand les administrateurs des » communes ne songent qu'à leurs intérêts particuliers. »

Heureusement, il n'en fut pas longtemps ainsi : M. le baron Girard semble avoir pris ces reproches à cœur; il se dévoue aux intérêts de la commune. Sous l'impulsion de ce maire actif et résolu, elle change d'aspect et se relève peu à peu. Les fontaines, l'Hôtel-de-Ville, les promenades furent créés, l'église bien restaurée, la police municipale fut rigoureusement exercée.

Enfin, la ville de Bains entre dans sa troisième période. Depuis dix ans, surtout depuis la reconstruction du Bain-Romain, il est certain qu'il s'opère une transformation. Un grand nombre de constructions se sont élevées, des améliorations notables se sont opérées dans les logemens et dans les ressources de tout genre. Le maire actuel, M. Poirot, continue dignement les bonnes traditions laissées par son prédécesseur.

Statistique.

Il reste bien encore à Bains quelque trace de l'ancien esprit gaulois; on entend parfois d'étranges discours; certaines personnes, se plaçant à un point de vue étroit, ont pu dire que la présence des étrangers n'avait d'autre résultat pour elles que de faire augmenter le prix des denrées. A celles-là, nous répondrons avec M. de Brieude : « En fait d'administration, une » source minérale célèbre est un fond précieux pour une pro- » vince pauvre. Elle y attire le numéraire et donne de la va- » leur aux denrées. »

Ou bien encore avec M. Anglada : « Il dépend d'une popu- » lation qui environne des thermes de transformer en bonne » fortune le voisinage de ses sources. Que d'exemples à lui » citer pour l'en convaincre ! Elle se montrerait peu digne de » ce bienfait de la Providence, si elle négligeait de faire naître » autour de ces eaux ces commodités et ces agrémens de la vie, » dont l'ascendant seconde d'une manière si heureuse les bons » effets des eaux, et sur lesquels, d'ailleurs, on ne peut mé- » connaître que les goûts du public deviennent de plus en » plus exigeants. Sans doute, dans cet enchaînement de causes » et d'effets qui préparent et assurent les prospérités d'un éta- » blissement thermal, on pourra dire également qu'une fré- » quentation active fait éclore d'importantes améliorations dont » elle fournit les ressources, et que ces améliorations bien en- » tendues provoquent un surcroît d'affluence. Mais dans les

» cas de ce genre, il est toujours dévolu à l'industrie de faire
» les avances. »

A Bains, chacun pour sa part a un peu contribué au progrès.
Le propriétaire des eaux, M. le baron Villatte, a donné l'impulsion par la belle construction du Bain-Romain qu'il a fait exécuter il y a six ans. De leur côté, les habitans embellissent et
perfectionnent tous les ans leurs logemens, autant que la modicité de leurs ressources peut le permettre.

Aussi, les prévisions de dom Calmet sont-elles en partie
réalisées.

Cet auteur écrivait en 1748 dans son *Traité historique des
eaux de Plombières, Bains, etc.* : « Ce lieu n'étant pas fréquenté
» comme Plombières, n'en a pas les commodités pour le loge-
» ment, ni pour l'entretien des choses nécessaires à la vie. Au
» reste, on ne doute pas que les eaux de Bains ne soient à peu
» près de même nature que celles de Plombières, et qu'elles ne
» puissent servir à la guérison des mêmes maladies. Peut-
» être ce village deviendra-t-il ci-après meilleur et plus com-
» mode.... »

Déjà Tailly, dans ses *Lettres vosgiennes*, disait, trente ans
plus tard : « Bains, dans sa petitesse, est considérablement
» fréquenté à cause de la température de ses eaux, et de la
» proximité de ses bains, entourés par les maisons des habi-
» tans chez qui les malades sont fort bien logés, quoique les
» bâtimens ne soient rien moins que comparables à ceux de
» Plombières, et en trop petit nombre. La foule de ceux qui y
» vont pour y trouver la guérison de leurs maladies, tant du
» côté de l'estomac que du système nerveux, est pour ainsi
» dire incroyable depuis plusieurs années. Les habitans de
» Bains sont très-honnêtes et fort prévenants en tout ce qui
» peut obliger les malades qui logent chez eux. Il faut espérer
» que les habitations étant un jour plus multipliées, les bai-

» gnants y trouveront toute sorte de satisfaction. Les guérisons
» y sont fréquentes..... »

Ces vœux sont accomplis. Il y a maintenant trente maisons
environ qui peuvent loger, à la fois, de quatre à cinq cents
baigneurs. Ces maisons sont de divers genres. Il y en a dix qui
sont de véritables hôtelleries, où l'on paie de 3 à 4 francs par
jour, et où l'on trouve, pour ce prix modique, un logement,
sinon luxueux, du moins suffisamment propre, mais surtout
une table servie avec abondance et même recherche. Dans
toutes les autres maisons, on paie un franc la chambre, et on
se nourrit à sa guise, soit en se faisant servir par son domesti-
que, soit, ce qui a lieu le plus souvent, en employant ceux
de la maison. Ce mode est préféré des personnes qui, par des
motifs de santé, d'économie ou de caractère, veulent fuir les
réunions nombreuses, bruyantes, et où règne parfois une
certaine contrainte.

Le nombre des baigneurs était, il y a quarante ans, de trois
ou quatre cents; il s'est élevé progressivement au chiffre de
mille, qui varie peu depuis dix ans.

Les femmes y comptent pour les deux tiers, en raison de
l'efficacité des eaux dans les affections nerveuses qui sont un
malheureux privilége de ce sexe.

En prenant une moyenne de trois francs par jour, pendant
quinze jours, pour chaque baigneur, on aurait une somme de
45 à 50 mille francs laissée dans le pays par les étrangers,
pendant les quatre mois d'été.

C'est bien peu, comparativement avec certains établissemens, où cette somme suffirait à peine pour l'entretien d'une
seule maison de logeur. Mais, il faut avouer que la modicité
des prix, et le peu de bénéfices qui en résulte, sont en rapport
avec l'imperfection des ressources. Ce doit être là un sujet
d'émulation pour les habitans de Bains. Déjà ils ont fait quel

que chose, qu'ils fassent davantage encore sous le rapport du *confortable* dans l'ameublement et le service. Qu'ils fassent payer un peu plus cher, mais qu'ils ne reculent pas devant de légers sacrifices pour rendre les logemens plus convenables, et satisfaire à ces petites exigences, dont la privation est plus vivement sentie par des personnes souffrantes et éloignées de leurs habitudes.

Ne serait-ce point à cette imperfection des logemens seule, qu'il faudrait attribuer l'infériorité relative de Bains, et le peu d'empressement des classes aisées de la société?

J'ai dit que ce ne pouvait être à un défaut d'efficacité, car les gens de la campagne exigent plus que tous autres quelque chose de positif dans les résultats d'un traitement qui, loin d'être pour eux un but d'agrément, est bien plutôt un sujet de privations et d'ennuis.

Ce ne peut être non plus à l'insuffisance et aux incommodités de l'établissement; car, on peut le dire, il laisse peu de chose à désirer aujourd'hui.

Enfin, ce n'est pas en raison de l'insalubrité du climat, ni de l'aspect désagréable du pays; car on ne pourrait trouver ailleurs des conditions plus favorables sous ce rapport.

Topographie.

Au lieu de ces gorges profondes, où ne pénètre que le soleil brûlant de midi, — dont la chaleur concentrée rend plus dangereuse la fraîcheur humide du soir et du matin, — la vallée du *Bagnerot*, dirigée de l'est à l'ouest, reçoit l'influence solaire aux deux extrémités du jour. Les petites collines qui abritent Bains au nord et au midi permettent une libre aération.

Le sol, situé à 506^{m}79 au-dessus du niveau de la mer, est suffisamment élevé pour que la diminution de pression athmosphérique favorise l'action de la peau, sans présenter les inconvéniens des hautes régions montagneuses, où l'air, raréfié et trop vif, devient nuisible aux organisations délicates.

La constitution météorologique du pays est en rapport avec sa situation topographique. La chaîne des Vosges qui s'étend au nord-est n'est pas assez élevée pour donner lieu à des modifications très-grandes dans le climat propre à cette latitude. Cependant, on y sent le voisinage des montagnes : les variations athmosphériques sont plus fréquentes et les pluies plus abondantes que dans les pays de plaine. Les vents de nord-est, ou *bise*, sont rendus plus froids par leur passage sur les sommets des Vosges, qui, d'ailleurs, ne conservent jamais de glaces pendant l'été. Aussi, je le répète, le climat est-il fort tempéré, et ne diffère pas sensiblement de celui de Paris.

Si certaines eaux minérales jaillissent dans des contrées arides, au milieu de terrains dépouillés et improductifs, celles de Bains coulent au milieu d'une campagne riante et variée par la culture d'un grand nombre d'espèces végétales.

Les plantations de cerisiers répandus dans les champs, leur donnent l'apparence d'immenses vergers.

Les collines, couvertes de belles forêts de hêtre et de chêne, laissent échapper de leurs sommets de nombreux ruisseaux d'eau vive qui se répandent dans les prairies au moyen d'irrigations très-bien dirigées (*).

(*) On ne peut pas dire cependant que la terre soit fertile et ses habitans dans l'aisance. C'est un bon sol forestier, les prairies donnent un foin abondant et de médiocre qualité ; la fabrication du kirch-waser est un des meilleurs produits ; le sarrasin, le seigle et l'avoine sont les grains qui réussissent le mieux, mais encore faut-il beaucoup d'engrais, surtout en cendres. Et puis, les cultivateurs ne sont ni laborieux, ni industrieux comme dans les pays riches, où il semble que les résultats plus favorables de la culture sont un encouragement, en même temps qu'ils fournissent les moyens de perfectionnement.

Le terrain est trop accidenté pour qu'on puisse rencontrer des eaux stagnantes. Les étangs, qu'on y voit en assez grand nombre, sont plutôt de petits lacs alimentés par des sources si abondantes que, pendant les fortes chaleurs, les eaux s'y maintiennent toujours au même niveau.

On conçoit aisément qu'en un tel pays il n'y ait aucune émanation insalubre ; mais que l'air y soit au contraire purifié par une végétation active.

« Aussi, dit le professeur Fodéré, *le teint fleuri* et la santé » robuste des habitans annoncent que les Romains n'avaient » pas mal choisi, et que cette situation peut devenir très-avan- » tageuse pour les malades des villes. »

Il existait sans doute au temps de Fodéré, comme aujourd'hui, des physionomies fraîches et piquantes, qui auront frappé notre grand médecin légiste lors de son passage à Bains.

C'est qu'en effet, le sang y est beau, et les octogénaires n'y manquent pas. Il ne règne aucune maladie endémique. Je n'observe ni fièvres intermittentes, ni scrofules, ni goître ; le choléra n'y a jamais fait de victimes. Les affections névralgiques et rhumatismales sont rares. Les affections les plus communes sont les fluxions de poitrine, dont le développement est dû sans doute à l'habitude vicieuse qu'ont les habitans de se concentrer pendant l'hiver dans une salle fortement échauffée, en sortant de laquelle ils sont facilement surpris par le froid.

Bains est placé dans cette région *arénacée* des Vosges qui sépare les terrains granitiques des terrains calcaires.

Le bassin du Côney, dans lequel il est compris, a son point de départ sur les hauteurs de Xertigny, à l'étang du Void-de-Cône, dont les eaux coulent d'un côté dans la Méditerranée par le Côney, et de l'autre dans l'Océan par la Moselle. Ce partage des eaux s'effectue dans toute la contrée montueuse que l'on voit s'étendre vers Girancourt et Vioménil. Ces mamelons irréguliers sont les contre-forts de la chaîne des Vosges. Ils s'avancent à l'ouest, laissant échapper de leur versant septentrional les rameaux de la Moselle, et de leur versant méridional les rameaux de la Saône.

Quelques-uns de ces derniers venant des hauteurs de Xertigny, d'Uriménil, de Harol, de Charmois, se réunissent pour former la branche du Còney qui, à Corre, va se rattacher au tronc principal de la Saône. Partant des points que je viens d'indiquer, les côteaux d'origine viennent former deux chaînons parallèles qui accompagnent le Còney, et séparent son bassin d'un côté de la Sémouse, et de l'autre du bassin primitif de la Saône. Ces chaînons sont, au sud-ouest, les côtes de La Chapelle, et au nord-ouest, les côtes de Gruey. On peut considérer l'espace compris entre ces côtes comme une grande vallée de deux ou trois lieues de largeur, creusée elle-même par plusieurs vallons sinueux qui viennent aboutir obliquement à la gorge principale du Còney.

De ces vallons secondaires, le plus intéressant est celui où serpente le Baignerot. Ce ruisseau provient de la côte de La Chapelle par deux sources : l'une descend du Noirmont par la Laude, et l'autre de l'étang du Void-Dufour par Hardémont. Ces deux embranchemens se réunissent au pont de la promenade Stanislas, pour former le Baignerot qui traverse Bains, et va se jeter dans le Còney au-dessous de la forge du Moulin-au-Bois.

Au point de vue géologique, ce pays est constitué par un terrain de sédiment quartzeux, recouvrant en couches peu épaisses les massifs granitiques du système des Vosges.

Ces sédiments appartiennent aux trois formations déposées autour des grands soulèvemens de la chaîne principale. Ce sont, par rang d'ancienneté, ou en procédant de l'intérieur à l'extérieur, 1° le grès rouge, ou *rothe todt-liegende*; 2° le grès vosgien, 3° le grès bigarré. Ils affectent la disposition suivante :

Le dernier, plus récent, se montre à l'extérieur dans une grande étendue, sur les surfaces planes, là où le sol n'a pas été tourmenté.

Le second, subjacent, se montre sur le revers des côtes, dont les pentes sont raides, et où le sol a été disjoint ou brusquement relevé.

Le premier existe dans quelques points isolés, au fond des vallées, là où les granites, sur lesquels il repose, deviennent superficiels.

Ceux-ci se montrent, en effet, à découvert le long des cours d'eau, et enfin dans deux endroits remarquables : sur le revers des côtes qui dominent la contrée.

Ne pourrait-on concevoir que dans le soulèvement de ces côtes de Gruey et de La Chapelle, les faibles enveloppes de grès se sont déchirées en sillons, et ont donné lieu aux vallées ?

En effet, là où la crevasse ne s'est pas effectuée, les pentes sont douces, et le grès bigarré seul est apparent ; quand il y a solution de continuité dans ce dernier, la pente est abrupte, le grès vosgien en mesure la hauteur, et au pied se trouvent ordinairement les roches granitiques.

Dans les plaines, ou sur les sommets, les roches du grès bigarré reposent en assises horizontales, souvent même elles forment des feuillets très-minces que l'on appelle dans le pays *laves*, et qui servent à la couverture des toits. Évidemment, elles n'ont pas été dérangées de leur position première; on y reconnaît les différens lits de sable qui se sont successivement déposés et solidifiés sous les eaux.

Au contraire, les côtes où l'on observe les roches du grès vosgien d'une formation plus ancienne, offrent l'exemple d'une rupture dans les couches, dont l'ordre est interverti. Les assises du grès vosgien sont encore dans une position horizontale; mais leurs extrémités saillantes sur le flanc des collines sont coupées à pic, comme si elles avaient été arrachées, écartées violemment.

Enfin, la percée des granites près du sommet des côtes opposées, témoigne bien de leur effort de soulèvement dans ces points. Telle est du moins l'opinion que je me suis formée par un examen attentif de la configuration du sol de Bains.

L'étude des différentes roches offre quelqu'intérêt par la variété des échantillons.

Le *grès bigarré* est la couche sur laquelle repose la plus grande partie des terres végétales. On y ouvre facilement des carrières d'où l'on extrait des blocs énormes de ce grès si avantageux pour les constructions. On y trouve souvent les empreintes fossiles des calamites, des fougères antédiluviennes qui caractérisent ce genre de grès.

Le *grès vosgien* se présente sous tous ses aspects : depuis la couleur blanche jusqu'à la coloration rouge foncée produite par les infiltrations ferrugineuses, depuis la pierre compacte, où le grain de sable est très-fin et très-serré, jusqu'à ces conglomérats, où de gros galets de quartz sont unis par un ciment très-dur, comme on en voit sur le chemin de Gruey, on suit tous les degrés intermédiaires. Le plus ordinairement, ces roches sont formées par des grains assez volumineux, adhérant entre eux d'une manière très-solide. On y rencontre souvent la baryte sulfatée lamellaire ou en nids, mêlée avec du quartz hyalin, ou du quartz compacte. Il y a sur le revers des côtes de La Chapelle de jolis morceaux de cristal de roche tapissant les anfractuosités de ces pierres. Elles sont souvent creusées de cavités contenant soit de l'argile, soit une poudre noire qui est de l'oxide de manganèse. J'ai vu sur le chemin du Clerjus, à mi-côte, un bloc de grès vosgien où l'on remarque une empreinte de calamite, ce qui est rare dans cette formation. Les poudingues du grès vosgien sont nombreux et variés sous le rapport de leur consistance et de leur volume.

Le *grès rouge*, *rothe todt liegende* (*), se voit au-dessous de la Manufacture sous forme d'*anagénite*, ou mélange de divers élémens unis par un ciment argilo-siliceux verdâtre, et aussi avec l'apparence d'eurite compacte résultant d'une modification du grès rouge par l'action plutonique.

Dans la carrière de sable granitique du Million, on trouve des conglomérats du grès rouge au milieu des granites euritiques altérés qui s'y trouvent en filon.

Dans le bois Tramont, j'ai trouvé une brèche siliceuse du grès rouge, où l'on remarque les élémens des roches porphyriques appelées autrefois *secondaires*, et qui sont le produit de la réaggrégation d'élémens porphyriques unis par un ciment qui est devenu très-dur sous l'influence d'un métamorphisme.

Les *granites* des environs de Bains sont dans beaucoup de points modifiés par la formation du grès rouge, et présentent différens degrés d'altération. Ainsi, au Million, à la Lande, à la Pipée, au-dessus de Fontenoy, aux côtes de Gruey et du Jeune-Bois, la roche est délitescente, et forme un bon sable de bâtisse, c'est le feld-spath qui en est altéré, *kaolinisé*. Souvent elle prend une teinte verdâtre due à la présence de la stéatite. On y voit des fissures remplies soit par du quartz, soit par du sulfate de baryte. En général, les granites du

(*) Peu versé dans les études minéralogiques, j'ai éprouvé quelqu'incertitude à caractériser les roches de ce groupe, altérées, dénaturées par des transformations diverses. Je me suis adressé à MM. les docteurs Mougeot, de Bruyères, dont la science n'est égalée que par la bonté et le dévouement ; et c'est d'après leurs renseignemens que je donne les indications relatives à ces dernières roches.

Côney sont porphyroïdes. Au bas de Fontenoy il y a du lepty-
nite gneissique, on y trouve quelques morceaux de fer oli-
giste, et un filon de porphyre ou brèche euritique d'origine
ignée. Cette roche éruptive s'observe également dans les massifs
de granites qui sont un peu plus haut que le pont du Côney.
Là se voit aussi une roche d'eurite compacte.

Toutes ces pierres forment d'excellens matériaux pour nos
routes, qui ont l'avantage de n'être jamais boueuses, ni couvertes de poussière.

Promenades.

Ainsi qu'on peut le prévoir, les environs de Bains ne présentent pas, comme au centre de la chaîne des Vosges, ces
sites effrayans et sublimes, ces précipices et ces rochers, vestiges des déchirures qu'a éprouvées le globe dans les convulsions
de ses premiers âges. On n'y trouve pas non plus, comme dans
la plaine, cette monotonie de coup-d'œil, ces ondulations de
terrain sans verdure et sans caractère.

C'est un pays accidenté où la vue peut s'étendre sur plusieurs
étages de collines. Il en résulte une assez grande variété dans
le paysage. A côté de la gorge sauvage où le Côney roule ses
eaux limpides, il y a de jolis vallons pleins de verdure et de
fraîcheur.

On peut dire, d'une manière générale, qu'aux environs de
Bains, l'art n'a pas gâté les beautés de la nature, car il inter-
vient très-peu, quelquefois trop peu, dans l'arrangement des
promenades. Par exemple, des plantations établies le long des
chemins seraient sans contredit un ornement pour le paysage,
et une nécessité pour les promeneurs qui tiennent à ne pas se
faire trop brûler par le soleil. Il est vrai que les forêts sont
très rapprochées; mais encore faudrait-il y arriver sans subir

les rigueurs d'un soleil de juillet dont les rayons ne respectent pas assez la peau blanche des baigneuses.

La principale promenade, — que l'on regardait apparemment comme la seule, puisqu'un usage ancien lui avait affecté une dénomination triviale, trop connue pour qu'il soit nécessaire de la retracer ici, — c'est la promenade Stanislas.

En sortant de la ville par la route d'Epinal, on prend à droite le chemin du Clerjus, et on arrive en cinq minutes au bois Tramont. A l'entrée, sous les grands hêtres qui bordent le chemin, vous prenez un peu de repos. Alors, si vous jetez les yeux en arrière, vous jouissez d'une vue délicieuse, qui pourrait faire le sujet d'un charmant tableau de paysage.

A droite, sur le penchant d'une colline exposée au midi, on voit Bains, groupé autour de l'église, dont la flèche se détache, gracieuse et légère, sur le fond bleuâtre des montagnes qui s'étendent à l'horizon.— A vos pieds, au milieu de la prairie, serpente le Baignerot, dont la pente est assez rapide pour que dans l'étendue d'un kilomètre il fasse mouvoir jusqu'à six usines. — En face, s'élève la côte du Million, où M. le juge de paix veut trouver le trésor indiqué par le laboureur à ses enfans. En remuant avec persévérance une terre aride, d'où ne sortaient que des roches et des genêts, ce courageux et habile horticulteur est parvenu à créer un vaste jardin en terrasses dont les ceintures de pierres enveloppent les flancs escarpés du coteau.

Cette vue, l'une des plus complètes des environs de Bains, prend un nouvel éclat, lorsque le soleil, en s'enfonçant derrière les monts de Gruey, vient à innonder le fond du tableau des splendeurs du couchant.

Si, maintenant, vous reprenez votre promenade, vous trouvez à gauche une allée sinueuse qui s'engage dans la forêt.

Elle n'est guère fréquentée que par les personnes rêveuses qui recherchent l'ombre et la solitude.

Mais en continuant le grand'chemin, on arrive bientôt au pont et à la promenade Stanislas proprement dite. On suit au milieu du bois les bords du ruisseau dont le lit rocailleux fait entendre un agréable murmure. C'est dans ces eaux limpides que jouent la truite et la perche qui abondent sur les tables d'hôte ; c'est aussi sous ces pierres que se cachent des écrevisses si nombreuses, qu'en une heure on en peut prendre plusieurs cents. On a ménagé des lieux de repos où se donnent les dîners champêtres. Un pavillon sert d'abri en cas de surprise, et permet de continuer la danse commencée sous le vieux chêne. On ne saurait exprimer la fraîcheur et l'attrait qu'offrent ces lieux pendant les chaudes journées du mois d'août.

A quelque distance du pont, on traverse la vallée pour revenir par la rive opposée, en suivant une belle avenue tracée dans le bois du Rédé. On est de retour à Bains, après avoir parcouru un trajet de quatre kilomètres.

Les promeneurs intrépides pourraient gagner la Lande, aller au Clerjus et à la Chaudeau, pour admirer la gorge où la Sémouse, la sœur ou plutôt la rivale du Cŏney, fait mouvoir un grand nombre de forges importantes. On est à huit kilomètres de Bains et à moitié chemin de Plombières.

Sans aller aussi loin, on ne peut se dispenser, au moins une fois, de se rendre à l'invitation de François de Neufchâteau :

> Avançons vers le sud, sa chaleur me captive,
> Allons voir du Noirmont la belle perspective ;
> De Langre et de Vesoult on découvre les tours,
> L'œil croit suivre à Lyon la Saône dans son cours.

Il ne faut qu'une heure pour se rendre sur le plateau d'où l'on embrasse cet immense panorama. L'impuissance des organes visuels borne seule l'horizon.

3

Le point de vue de Hautdompré, qui est voisin, est plus avantageux encore, parce que, sans se déplacer, l'œil découvre, dans toute les directions, la plus vaste surface de terrains qu'il soit possible de voir.

Je ne quitteraï pas la partie supérieure de la vallée de Bains sans indiquer une promenade à laquelle je donnerais la préférence, si elle était rendue praticable dans sa partie la plus intéressante. Je veux parler d'un chemin tracé sur la lisière du bois et contournant la côte du Million ; chemin qui devrait bien être adopté pour la rectification de la route de Saint-Loup, et que l'on pourrait appeler Terrasse de Bellevue. En effet, du haut de cette côte, la vue est charmante. Elle offre un contraste frappant. A droite, le silence, l'ombre et le mystère des bois ; à gauche, l'animation, la variété, le bruit des usines et des habitations. Par-dessus la ville, la vue s'étend à trois ou quatre lieues sur les plateaux de Vioménil, aux sources de la Saône. On aperçoit les pays de Gruey, de Grandrupt, de Harsault, pauvres pays, où les mœurs sont rudes et la civilisation tardive. Les rafinemens du luxe, les délicatesses du sentiment y sont encore inconnus. Les familles sont nombreuses, mais la vie est trop laborieuse et trop sobre pour être de longue durée ; car la terre est maigre et demande pour produire un labeur acharné. Pour ces pauvres gens sans doute a été fait ce triste et naïf quatrain :

A la sueur de ton visaige
Tu gaigneras ta pauvre vie.
Après long travail et usaige
Voicy la mort qui te convie.

La femme n'est pas ici la plus belle moitié du genre humain ; elle met toute sa coquetterie à tresser artistement devant sa maison les nattes de paille imprégnée des immondices de l'étable, et d'après le degré de perfection avec laquelle est exécuté cet utile travail, le jeune homme à marier se décide à choisir sa compagne.

Au-dessous de Bains, la vallée du Baignerot est plus ouverte, elle a un caractère plus riant et plus animé. Trois fois pendant l'été, les moissonneuses et les faneuses se répandent dans les champs, les prairies, et donnent la vie à ce joli paysage.

Ces agrémens étaient ignorés, perdus pour les promeneurs, car il n'y avait pas d'accès convenable.

Depuis longtemps, j'étais frappé de l'utilité qu'il y aurait à percer une avenue depuis le Bain-Romain jusqu'au chemin des Moulins. Outre l'avantage d'avoir une promenade de plein-pied qui, du centre de la ville, conduirait immédiatement au milieu de la campagne, il y avait une autre considération plus importante, c'était de fournir des emplacemens très-favorables pour la construction d'hôtels, dans le cas où Bains prendrait du développement.

A ma sollicitation, notre honorable compatriote, M. Buffet, alors ministre de l'agriculture, a bien voulu allouer sur les fonds destinés aux établissemens thermaux une somme qui nous a permis de réaliser ce projet.

La nouvelle *avenue des Breuilles* va devenir, sans doute, la promenade la plus fréquentée des baigneurs qui le matin et le soir devront éviter la fraîcheur humide des bois. Le chemin des Moulins, auquel elle aboutit, se dirige dans la vallée en décrivant des courbes gracieuses comme l'allée d'un vaste jardin anglais. Entre les deux moulins, on passe sur un pont, trop monumental pour sa destination, et en continuant, on arriverait à la forge du Moulin-au-Bois. Mais, de ce côté, le chemin n'est qu'ébauché. Il faut espérer que plus tard on fera deux embranchemens, dont l'un, traversant la prairie, irait rejoindre la route de la Manufacture, et l'autre, contournant les petits étangs, aboutirait au chemin de Trémonzey. On aurait ainsi des promenades très-variées, d'un trajet assez court, avec des pentes fort douces, et dans de bonnes conditions de salubrité.

Les personnes qui ne voudraient ou ne pourraient faire ces petites excursions, trouveront dans l'intérieur de la ville quelques promenades commodes.

L'une, contiguë à l'établissement des bains, est formée par une avenue de platanes. Mais ses abords un peu maussades, sa clôture qui conviendrait mieux à un champ de foire, et le développement excessif des arbres qui empêchent la circulation de l'air et retiennent l'humidité, toutes ces raisons font que cette promenade, si convenable d'ailleurs par sa proximité, est assez peu fréquentée. Je pense que de belles haies pour clôture, un gazon ovale circonscrit par deux allées ombragées de tilleuls taillés, avec des massifs d'arbres verts aux angles, rendraient ce lieu plus agréable, et les maisons du voisinage plus saines. Il serait à désirer aussi qu'à l'extrémité on pût traverser le ruisseau pour rejoindre le chemin du Rédé.

L'autre est plus qu'une promenade, c'est un pèlerinage auquel se rendent plusieurs fois par jour les personnes pieuses et souffrantes. Sur la route d'Épinal, à la sortie de la ville, dans un bois sacré, se trouve la chapelle de Notre-Dame de la Brosse. C'est une Madone en vénération dans le pays, et qui ne refuse pas ses faveurs aux étrangers. Elle vient en aide à la divinité des eaux. Ceux pour lesquelles celle-ci a été impuissante, peuvent chercher dans l'intercession de la Vierge de la Brosse un remède plus efficace. Plusieurs fois déjà, elle a manifesté sa puissance par des guérisons miraculeuses. On voit que Bains offre des ressources de plus d'un genre, et qu'on y peut gagner la santé par l'âme aussi bien que par le corps.

On peut faire des promenades en voiture sur chacune des quatre routes qui partent de Bains. Je n'en décrirai qu'une, la plus intéressante, celle de Fontenoy.

A deux kilomètres de Bains, le long des grands marroniers qui bordent la route, il faut contempler encore une fois la vallée verdoyante du Baignerot, que l'on embrasse dans son ensemble.

On arrive à la Manufacture; du haut de la côte d'où vous dominez l'usine, vous pouvez juger de l'importance de cet établissement, le plus considérable de la contrée. M. Falatieu, qui en est le chef, a su le placer à la hauteur de tout ce qu'il y a de plus perfectionné dans l'industrie métallurgique. Mais l'examen de cette forge devra être l'objet d'une visite spéciale. Après en avoir obtenu l'autorisation, on parcourra avec le plus vif intérêt ces immenses ateliers, — antres des Cyclopes, — où le fer incandescent s'aplatit en feuilles, ou s'allonge en rubans. Le bruit retentissant des marteaux, l'ardeur dévorante des fournaises, le mouvement rapide des roues, le bruissement de la vapeur, le balancement majestueux du marteau-pilon, l'activité des forgerons qui, dans le plus simple appareil, vont et viennent, insoucians au milieu du tapage et du feu qui jaillit de toutes parts.... C'est là un spectacle saisissant, plein d'émotions et d'enseignemens.

Nous continuons notre petit voyage, et au pont nous quittons la route pour prendre le chemin de la Pipée. Nous suivons le cours du Côney depuis sa jonction avec le Baignerot jusqu'à la Tréfilerie. Ce trajet est délicieux; on est resserré entre deux collines boisées, les eaux limpides et tumultueuses murmurent à vos côtés, et, sur la route unie, la voiture glisse comme une barque, sous une voûte de verdure, dans la solitude et le silence des forêts. On arrive ainsi à la Pipée, usine où l'on tire à la filière des fils de fer de toute grosseur.

On doit ici quitter sa voiture, et gravir dans le bois un sentier qui mène en dix minutes au-dessus de la côte.

Alors le rideau se lève, et vous découvrez l'ancienne ville de

Fontenoy, la reine de cette contrée, gracieusement assise entre deux collines, le front couronné de son vieux château, laissant échapper de sa ceinture, comme un long ruban, le Côney qui se déroule sur un riche tapis de verdure.

Il faut la voir au printemps, quand les cerisiers en fleurs revêtent ses côteaux d'un léger voile blanc, on dirait une mariée ravissante de jeunesse et de candeur.

Mais hélas! Fontenoy n'est plus aujourd'hui qu'une reine déchue, sans fraîcheur et sans innocence. C'est une vieille coquette, dont la tournure élégante vous séduit encore à distance. Admirez de loin, n'approchez pas. La misère et la vétusté ont flétri, souillé tous ses ornemens; l'industrie des couverts en fer battu y a noirci les figures et les maisons. Et cependant, c'est de ces demeures sales et délabrées que sortent les fines broderies qui vont reparaître au milieu des salons dorés sur les blanches épaules des femmes à la mode.

Si l'on se décide à descendre dans Fontenoy, il faut prendre le chemin de la Vierge du Bois-Bani, pour aller au hameau des Molières visiter la maison où est né le poëte Gilbert. — Humble toit, où rien ne consacre la mémoire de cet *infortuné convive* qui, repoussé du *banquet de la vie*, ne trouve même pas après la mort quelque peu d'honneurs et de sympathie.

Ah! sans doute il pensait à la belle vallée de Fontenoy, aux côteaux ombragés des Molières, à cette heure suprême où il exhalait comme un mélodieux soupir ces sublimes adieux :

> Salut, champs que j'aimais, et vous, douce verdure,
> Et vous, riant exil des bois!
> Ciel, pavillon de l'homme, admirable nature,
> Salut pour la dernière fois!

Si l'Hôtel-Dieu, fier de lui avoir ouvert ses portes, a consacré par un monument l'honneur de l'avoir vu mourir; comment Fontenoy ne se sent-il pas aussi fier de l'avoir vu naître, et n'accorde-t-il pas un simple souvenir au plus glorieux de ses enfans !

Il suffirait d'entretenir cette vieille maison dont la situation pittoresque pourrait devenir un but de pèlerinage ; on grave-rait sur les murs quelques-unes de plus belles strophes du poëte, et on y placerait une copie du tableau de Monvoisin dont l'ori-ginal est au musée de Nancy. Il représente Gilbert à son lit mort, assisté de deux sœurs hospitalières.

On revient des Molières par un chemin qui aboutit aux ruines du château de Fontenoy. Les anciens habitans ont encore vu deux tours, l'une carrée et l'autre ronde, parfaitement in-tactes et s'élevant à une grande hauteur. Maintenant, il ne reste plus de la première qu'un pan de mur lézardé, et de la seconde qu'un tronçon rongé, décrépi, puis des amas de dé-combres, des voûtes effondrées, — chétifs débris d'une gran-deur passée.

Dans quelques années on ne trouvera plus aucun vestige de cet antique manoir occupé jadis par les seigneurs et maîtres de la contrée. L'histoire de Lorraine nous apprend que dès l'an 1019, il y avait des seigneurs du comté de Fontenoy-en-Vosges. Cette terre passa successivement de la maison de Toul, dans celle de Lorraine, puis de Bourgogne et de Neuchâtel, enfin dans celle de Dommartin et de Croï-d'Havré. Le millésime 1596, et les lettres C et D que l'on peut encore voir gravés sur les murs, indiquent suffisamment que c'est à Diane de Dommartin, épouse de Charles-Philippe de Croï, marquis d'Havré, que l'on doit la construction du château tel qu'il existait en dernier lieu.

C'était alors une époque de prospérité pour Fontenoy. Il comptait jusqu'à 10,000 habitans, on y voyait un hôpital et un couvent de capucins. Mais les invasions des Lorrains et surtout des Suédois, pendant la guerre de trente ans, jetèrent la ruine et la désolation dans tout le pays. Instrumens aveugles de la

providence, ils saccagèrent tous ces vieux repaires de la féo-
dalité, démantelèrent ces forteresses qui s'élevaient partout
comme les barrières de la civilisation.

Sur ce coin de terre, que d'événemens et de personnages
divers se sont succédés depuis mille ans!... Il n'y a plus aujour-
d'hui qu'une seule chose toujours la même et toujours nouvelle, c'est la vue délicieuse dont on jouit depuis cette terrasse.

Oui, ce sont bien les mêmes prairies, la même rivière argen-
tée, les mêmes montagnes bleues, le même soleil empourpré que
contemplait le soir au balcon de son château la belle Diane
plongée dans de douces rêveries.

L'église devant laquelle on passe mérite quelqu'attention par
son antiquité. Le chœur et la nef sont d'un style gothique très-
varié, mais le portail appartient à un mode d'architecture
nouveau et d'un goût bien peu distingué.

On retrouve à Fontenoy sa voiture, et au lieu de revenir
par la grande route, je conseille de prendre le chemin de
Trémonzey, il est plus agréable, sans être beaucoup plus long.
Les sites sont variés, le village est dans une charmante position, au milieu des prés et des bois. Un peu plus loin, au
hameau des Fontenelles, le chemin s'enfonce dans le bois des
Fouillis. On en sort pour descendre à Bains, et l'on a ainsi
parcouru dans son après-midi 14 à 15 kilomètres d'une manière attrayante et instructive.

On jugera sans doute à propos de visiter en détail chacun
des points principaux de cette excursion; je pourrais en indiquer d'autres, si je ne craignais d'ajouter encore à ces développemens déjà trop longs. Il me suffit d'avoir montré que nos
environs ne sont pas dénués d'intérêt, et que le baigneur, en
remplissant un devoir d'hygiène, peut aussi trouver dans
l'exercice de la promenade un plaisir salutaire.

CHAPITRE II.

DES SOURCES.

Origine. — Température. — Composition chimique.

DES SOURCES.

La présence du grès bigarré sur le sommet des côtes qui environnent Bains, prouve qu'elles se sont élevées longtemps après la formation granitique du système des Vosges, c'est-à-dire à une époque où la croûte terrestre avait définitivement acquis la solidité qu'elle offre aujourd'hui.

En se produisant dans de pareilles conditions, ces soulève-mens ont nécessairement déterminé des fractures ou dislocations considérables dans la couche granitique si puissante qui forme la première écorce du globe.

Sur les hauteurs du Noirmont ou de Gruey, se trouve sans doute l'ouverture de ces immenses crevasses anfractueuses qui pénètrent à travers les massifs de granites à une grande profondeur.

Extérieurement, ces orifices sont obstrués par l'éboulement des roches de grès vosgien et bigarré qui se. sont affaissées dans ces cavités béantes ; — le tout est recouvert par la terre végétale.

Ces matériaux effondrés sont perméables, les eaux pluviales peuvent s'y infiltrer, et remplir le disjoint des granites.

M. Arago a calculé, et les expériences du puits de Grenelle ont confirmé, que le thermomètre marquait *un* degré de chaleur chaque fois qu'il était enfoncé à 31 mètres et demi de profondeur. Ainsi, en partant de la température invariable des caves de l'Observatoire, — 11° 7/10 — il ne faudra pas arriver à trois kilomètres pour que l'eau, engagée dans ses abîmes souterrains, acquière son maximum de température.

Voilà donc un vaste réservoir d'eau bouillante ; il ne faudra plus maintenant qu'une ouverture latérale à un niveau inférieur pour qu'il s'en échappe une source thermale.

C'est ce qui a lieu au fond de la vallée de Bains. Seulement, dans ce point, l'orifice inférieur du réservoir naturel est recouvert par des bancs de grès vosgien sous lesquels l'eau chaude est obligée de s'étendre en nappe, ou de circuler en courants, jusqu'à ce qu'elle trouve une ou plusieurs fissures qui la laissent s'écouler au-dehors.

Pendant ce trajet sous des roches peu épaisses, l'eau thermale, rapprochée de l'extérieur, subit un abaissement de température ; elle peut, d'ailleurs, rencontrer des filtrations d'eau froide avec laquelle elle se mélange, ce qui diminue encore davantage ses qualités premières.

On comprend ainsi que plus le point d'émergence est rapproché de l'orifice granitique, plus la chaleur de l'eau est grande, et plus sa composition primitive est intacte.

Si une assise de grès, épaisse et large, eût recouvert les granites, l'eau emprisonnée dans son réservoir, ne se fût point fait jour à l'extérieur, — il est permis de penser qu'il existe ainsi dans différents points du globe de vastes accumulations d'eau thermale, à l'état latent, parce qu'il n'y a pas eu de rupture des couches superposées ; le forage des puits artésiens a pu donner issue, comme à Grenelle, à cette eau chaude enfermée dans les profondeurs de la terre.

Si un seul pertuis, pratiqué dans la couche de grès, eût laissé échapper directement le liquide, on eût pu le faire monter à une grande hauteur, et il eût conservé tout son calorique.

Mais il n'en est pas de même au fond de la vallée de Bains. Les roches y sont minces, brisées, disposées en lames irrégulières, ce qui permet à l'eau, en sortant de son excavation granitique, de se diriger en différens sens, suivant les obstacles qu'elle rencontre.

Aussi, les sources sont-elles nombreuses et variées sous le rapport du volume et de la température de l'eau.

On pourrait les diviser en trois groupes :

1° Les sources chaudes du Bain-Romain ;

2° Les sources tempérées réunies au Bain de la promenade ;

3° Les sources non utilisées qui sourdent dans le lit, ou sur les bords du ruisseau, depuis la maison Villaume jusqu'au pré Thomas.

Les premières, au nombre de huit, sont : la *Grosse source*, la *Romaine*, la *Souterraine*, le *Robinet de cuivre*, le *Robinet de fer*, la *Tempérée du Bain-Romain*, et deux petites sans importance. Toutes ces sources, placées à quelques mètres de distance et solidaires les unes des autres, sortent des fissures d'un rocher de grès vosgien que l'on a dû mettre à nu, afin d'enchambrer exactement tous les filets. On espérait ainsi pouvoir élever les eaux sans perdre de leur quantité ; mais il est facile de voir que plus on les laisse s'écouler bas, plus elles sont abondantes, et plus on veut les faire monter, plus elles diminuent ; elles trouvent sans doute à s'échapper plus facilement par d'autres issues.

Les sources de ce groupe sont les plus chaudes et les plus

abondantes; elles varient de 45° à 50° cent., et donnent 87 litres à la minute. Ce sont elles qui viennent plus directement du réservoir central, et qui subissent le moins d'altération.

Le second groupe est composé de quatre sources : la *Savonneuse*, la *Féconde*, la *Tempérée* et la *Tiède de la promenade*. Les deux premières sourdent directement dans l'établissement, les deux autres y sont conduites par tuyaux; l'une de 15 à 20 mètres au nord, et l'autre de 75 mètres à l'est.— Elles ne donnent que 65 litres à la minute, et varient de 29° à 41° centigrades.

Les dernières coulent dans le milieu ou sur les bords du ruisseau. On pourrait sans doute les utiliser en les enfermant séparément (*).

Toutes ces sources sont comprises dans un espace carré d'environ cent cinquante mètres de côté.

Il est un fait bon à signaler, c'est que tous les puits creusés à droite du ruisseau, sur le flanc du côteau où est bâtie la ville de Bains, donnent de l'eau plus ou moins thermale, tandis qu'il n'en est pas de même du côté opposé.

Mais, ce qui est plus remarquable, c'est la présence d'une source thermale, appelée *Fontaine chaude*, sur le revers de la côte de Gruey, à six kilomètres de distance, et à cent mètres environ de hauteur au-dessus de Bains.

Ces circonstances ne devraient-elles pas faire supposer que

(*) Peut-être serait-il mieux de faire un sondage vers la partie moyenne de la promenade. J'ai tout lieu de croire qu'on rencontrerait à quelques mètres de profondeur la nappe d'eau chaude principale, et qu'en lui faisant une large ouverture, on absorberait toutes les sources isolées.

Je témoignerai également ici le regret de ne pas voir sanctionnée la législation proposée par la Chambre des Pairs pour interdire aux propriétaires voisins des sources minérales les travaux qui seraient de nature à les détourner. A l'heure qu'il est, on pourrait très-facilement, dans une des maisons situées au-dessous des bains, creuser un puits qui absorberait toutes les eaux chaudes des deux établissemens.

les eaux thermales nous viennent de cette direction, et même ne pourrait-on admettre que la Fontaine chaude est comme un déversoir supérieur de cette grande citerne, dont une des ouvertures serait sur les monts de Gruey, et le fond quelque part, à trois mille mètres dans les entrailles de la terre? Une crevasse, formant canal d'embranchement, viendrait s'ouvrir au pied du côteau où est assis Bains, et déverserait les eaux chaudes à travers la couche brisée du grès vosgien?

Quoiqu'il en soit, à Plombières et à Luxeuil, à quatre ou cinq lieues de Bains, le même écoulement d'eau chaude se produit. Faut-il admettre pour chacune des trois localités si rapprochées, un foyer central distinct? Ou bien, à l'extrême profondeur de trois mille mètres, est-ce le même réservoir qui, en se rapprochant de la surface, a des embranchemens différens?

Dans tous les cas, la position géologique est la même; c'est-à-dire que dans ces trois points, la formation granitique est recouverte par les dépositions sédimentaires des grès vosgien et bigarré.

Il est digne de remarque, que dans la chaîne des Vosges où le sol est bien autrement boulversé, où les soulèvemens sont énormes, et les déchirures profondes, on ne trouve aucune source thermale. N'est-ce point parce que la force qui a produit ces mouvemens de terrain, agissait à une époque où la croûte terrestre n'était cristallisée qu'à sa surface, et que l'état pâteux des parties profondes ne permettait pas de dislocation, ni d'écartemens. Ils se sont effectués plus tard, dans les soulèvemens qui ont affecté notre sol plus récent, et compacte à une plus grande profondeur.

Les eaux thermales se trouvent, en général, dans ces terrains de transition placés entre les chaînes de montagnes et la plaine; terrains plus modernes, qui n'ont pu être soulevés sans de larges ruptures, et où en même temps les masses granitiques ne sont pas recouvertes par des couches épaisses de terrains de sédiment. Telles sont les eaux thermales des Vosges, du Nassau, du Bourbonnais. Si l'on trouve des sources chaudes au milieu de certaines chaînes de montagnes élevées, comme en Suisse ou dans les Pyrénées, c'est que ces montagnes sont de formation récente, dans l'ordre des soulèvemens.

Cette théorie sur l'origine et les causes de la chaleur des eaux est si simple et si généralement admise, qu'il est surperflu d'indiquer et de discuter toutes les hypothèses émises à ce sujet. Par elle, on se rend compte des diverses manières d'être du calorique et de la composition minérale des eaux.

J'avais considéré jusqu'à présent que la température des eaux thermales était invariable. Les nouvelles recherches auxquelles je me suis livré ont quelque peu modifié mon opinion.

En 1830, une *commission de l'Annuaire des eaux de la France*, formée au ministère de l'agriculture, a demandé aux inspecteurs d'eaux minérales de prendre pendant trois mois, trois fois par jour, la température de toutes les sources avec la plus grande précaution. Ces expériences ne pouvaient avoir grand résultat. C'était un travail fastidieux; je l'ai fait avec un soin digne d'un meilleur sort; et voici les conclusions auxquelles je suis arrivé :

1° Les variations de température des eaux n'ont pas dépassé un degré centigrade.

2° En général, il y a une légère augmentation de température à midi et le soir.

3° Cette augmentation est également sensible pour les jours où la température extérieure est plus élevée, mais surtout lorsque coïncide avec cette élévation un état orageux de l'atmosphère et un ciel chargé de nuages.

Ces résultats n'étaient point de nature à modifier sensiblement l'idée ancienne de fixité de la température thermale. Ils
pouvaient être expliqués d'ailleurs par des circonstances étrangères aux sources elles-mêmes. Ainsi, les tuyaux de conduite
et les parois d'enchambrement étant plus ou moins rapprochés
de la surface, subissent l'influence de l'air extérieur. Cela est
surtout appréciable pour les piscines, où la même quantité
d'eau des mêmes sources continuant à couler, la température
peut y varier de 3 à 4 degrés, du jour au lendemain, suivant
que les nuits sont orageuses ou sereines, et que le rayonnement
nocturne est plus ou moins actif.

Pour obtenir des résultats plus décisifs, j'ai pensé qu'il fallait
établir sa comparaison sur des conditions extrêmes de température extérieure, pendant les plus fortes chaleurs de l'été et
les plus grands froids de l'hiver. Mais surtout pour apprécier
l'influence des filtrations pluviales sur la température et le
volume des sources, il fallait les examiner après de grandes
sécheresses et d'abondantes pluies. C'est ce que j'ai fait depuis
trois ans, et j'ai pu constater que la température pouvait varier
de quatre degrés, et le volume de deux litres par minute, pour
la même source.

La diminution de température coïncide généralement avec
l'augmentation de volume.— Ces variations sont beaucoup plus
sensibles pour les sources les moins chaudes, c'est-à-dire pour
celles du groupe de la promenade.

Voici, du reste, un tableau qui fera connaître d'un seul
coup d'œil le nombre des sources, leur destination, leur température et leur volume. J'ai souligné les plus importantes par
leur usage.

NOM DES SOURCES.	DESTINATION.	NOMBRE DE LITRES fournis à la minute.	TEMPÉRATURE au thermomètre centigrade.
1° **Grosse source**.	Étuves. — Bassin chaud de la Promenade, fontaine publique.	54 à 56	49 à 50
2° Source romaine	Pour boisson au Bain-Romain	8	45
3° Souterraine	Alimente les grands réservoirs.	45	49
4° Robinet de cuivre	Réservoirs et douche naturelle.	2	48,50
5° **Robinet de fer**.	Douche naturelle et bassins du Bain-Romain.	17 à 18	48,50
6° Tempérée du Bain-Romain.	Bassin chaud	7 à 8	55 à 56
7° **Savonneuse**.	Pour boisson et bassins des douches.	11 à 13	37 à 39
8° Tempérée de la Promenade.	Bassin tempéré de la Promenade.	11 à 11 1/2	'51 à 55
9° Féconde.	Idem.	45 à 14	39 à 41
10° **Tiède de la Promenade**.	Bassins tièdes des deux bains	25 à 27	28 à 30
11° De la Vache. , ...	Boisson.	5	37
Les onze sources de Bains donnent donc en total (*) de.		146 à 155 litres 1/2 à la minute.	de 28° à 50° 0/0

(*) Elles en donneraient bien davantage si on n'était obligé de les faire monter à la hauteur où elles sont. Pendant la construction du Bain-Romain, la grosse source, coulant à un niveau inférieur, donnait à elle seule 128 litres à la minute d'une eau qui marquait 51° centigrades.

On peut juger par la simple inspection de ce tableau que les sources de Bains sont très-variées sous le rapport de leur volume et de leur température. Cette variété permet, en combinant entre elles les différentes sources, d'obtenir tous les degrés désirables pour les bains, et de satisfaire à toutes les exigences du service pour la quantité du liquide.

Les eaux thermales se minéralisent par la filtration des eaux pluviales à travers le sol auquel elles enlèvent ses principes solubles, et, une fois arrivées dans le réservoir thermal, par le contact prolongé, et à une haute température, avec les parois des cavités où elles sont engagées. Il s'y fait, qu'on me passe l'expression, une sorte de décoction. Dans ce laboratoire naturel, les diverses substances peuvent réagir l'une sur l'autre, et entrer dans de nouvelles combinaisons.

Là où le sol est simplement siliceux, et où les eaux sortent directement des granites, comme à Plombières, Bains et Luxeuil, le décocté est maigre, peu saturé. Qu'y a-t-il à dissoudre dans cette pierre compacte? Ce n'est pas le quartz, — guère le mica, — ce ne peut être que le feld-spath qui se trouve souvent dans un état particulier de décomposition, en vertu de laquelle les silicates alcalins disparaissent. Ces derniers sont solubles dans l'eau à 200 degrés; à cette température, le feld-spath est décomposé, et il reste le corps insoluble, silicate alumineux.

A la profondeur de 3 à 4 mille mètres, sous une énorme pression, l'eau peut bien s'élever à la température suffisante pour opérer les dissolutions et les décompositions, dont le résultat définitif est la constitution minérale de nos eaux.

La croûte granitique est traversée par de nombreux filons de substances diverses, métalliques ou minérales, dont les élémens peuvent encore venir s'ajouter et compliquer la composition chimique des eaux.

Malgré ces influences, elles sont faiblement minéralisées ; non point comme ces eaux qui sortent des terrains de sédiment plus modernes, où elles rencontrent de vastes dépositions de sel gemme, de minerai ferrugineux , sulfureux et autres.

Dans le groupe vosgien, on peut déjà saisir les différences qui résultent de la position plus ou moins rapprochée des terrains primitifs.

A Plombières, les sources s'échappent immédiatement du *granite*; elles sont peu chargées de substances salines ; — 0,35 centigrammes par litre.

A Bains, les eaux sortent du *grès vosgien*; il y a 0,48 centigrammes par litre.

Enfin, à Luxeuil, elles sortent du *grès bigarré*; les couches sédimentaires sont plus épaisses et plus composées, les eaux rencontrent quelque filon de sel gemme qui les sature davantage, et on y trouve jusqu'à 1,16 centigrammes.

Si une source thermale s'était fait jour dans un point plus éloigné de la chaîne des Vosges, à Jussey ou à Vesoul, par exemple, je pense que l'eau, traversant des couches plus épaisses de terrains sédimentaires, et séjournant dans les anfractuosités de mines salifères ou métalliques, fût apparue avec une saturation saline beaucoup plus forte. C'est ce que l'on voit à Bourbonne, situé au milieu des calcaires ; les eaux y sont chargées de sel gemme, — chlorure de sodium, — dont il existe apparemment quelque déposition interposée dans les couches du sol.

Ce n'est donc pas dans la profondeur de la terre que les eaux thermales du Bourbonnais et du Nassau acquièrent la richesse et la variété de composition qui les caractérisent, mais dans les couches supérieures qui sont constituées par des élémens solubles et variés. Elles ne pourraient retirer de la profondeur que les substances observées dans nos eaux. Ces substances s'y retrouvent bien au milieu de leur minéralisation complexe, comme pour attester leur origine, mais elles sont effacées par des sels plus abondans et plus actifs.

Dans le groupe vosgien, les eaux thermales sont simplement *granitiques* ; je les appellerais volontiers *primitives*. Car il y a, ce me semble, quelqu'abus à les qualifier de *salines*. Quel rapport y a-t-il, je le demande, entre ces eaux limpides et sans saveur, avec les eaux saumâtres de Bourbonne, de Wisbaden, ou de Balaruc ?

Celles-ci sont des dissolutions salées, des eaux de mer chauffées, c'est en quelque sorte un remède, une préparation médicamenteuse.

Celles-là sont une émanation directe du foyer central ; leur délicatesse de composition n'est point altérée par le mélange de substances grossières puisées dans les limons souterrains. Elles sont peut-être les dernières dans l'ordre de saturation, elles sont les premières sous le rapport de la subtilité et de la distinction de leur origine ignée. Elles n'ont rapporté de leur séjour mystérieux aux entrailles de la terre que la substance des premiers élémens minéralogiques du globe, et cette imprégnation si merveilleuse du fluide *électro-calorique* qui est l'agent vital, la force motrice de la nature.

Quand on veut les classer *pharmaceutiquement*, on est fort embarrassé de leur trouver une place entre les *sulfureuses*, les *ferrugineuses*, les *salines*, les *acidules* ; et les médicastres, qui ne comprennent le traitement des maladies qu'à grand renfort de grosses et fortes drogues, méprisent un remède aussi simple. Mais les médecins hygiénistes, judicieux et expérimentés savent qu'on peut guérir plus efficacement, et avec moins de dangers, par les agens naturels, qu'il faut apprendre à manier et à utiliser ; —ils comprennent tout le parti qu'on peut tirer de cette eau chaude qui, pénétrée d'un fluide vivifiant, renferme les principes minéraux dans un état d'atténuation et d'homogénéité inimitable.

Les eaux thermales de Bains sont limpides, incolores, sans
saveur marquée, inodores à leur sortie de la terre; lorsqu'elles
ont séjourné dans les piscines, ou sur des dalles, elles con-
tractent une odeur légèrement sulfureuse, qui provient sans
doute de la réaction de leurs sulfates sur les détritus organiques laissés par les baigneurs; il se produit ainsi quelque
peu de sulfure odorant.

A part cette altération accidentelle, les eaux n'éprouvent
aucun travail de décomposition; — elles sont imputrescibles.

Leur densité diffère peu de celle de l'eau distillée.

Soumises à l'épreuve du papier de tournesol et du sirop de
violette, elles donnent une légère réaction alcaline qui devient
très-sensible dès que l'on concentre l'évaporation.

On voit s'échapper des sources de nombreuses bulles de gaz
que M. Chevallier a trouvé composé en grande partie d'azote.

Le même chimiste a aussi constaté dans l'eau thermale de
Bains la présence de l'ammoniaque à l'état libre.

Il ne se forme ordinairement aucune concrétion, ni déposition dans les conduits et autour des sources. Cependant, à
l'époque où l'établissement n'est plus fréquenté, on voit se
développer dans les deux bains, à la surface des dalles, une
efflorescence blanche, semblable à du givre, constituée par
une cristallisation de sulfate de soude, et de carbonate de
soude. Ces deux sels ne se trouvent pas mélangés, ils ont chacun
leur lieu d'élection. Le premier est de beaucoup le plus abondant. Cette production peut être regardée comme une sorte
d'analyse spontanée et naturelle de nos eaux qui s'opérerait
par une évaporation lente, et à la faveur de la porosité des
pierres de grès. Ce sel est si abondant, qu'on pourrait en re-
cueillir plusieurs livres pendant l'hiver, et que j'avais eu
l'idée de l'utiliser en l'ajoutant à la boisson d'eau minérale
pour augmenter son action dans certains cas.

La première analyse des eaux de Bains qui ait été faite d'une manière un peu complète est de Vauquelin.

Ses expériences l'ont conduit aux résultats suivans :

1° Un litre d'eau du *Robinet de fer* contient 0,35 centigrammes de matières en dissolution.

2° Ces matières sont formées de sels solubles et de sels insolubles.

3° Les premiers sont du muriate de soude et du sulfate de soude.

4° Les seconds sont du carbonate et du sulfate de chaux.

Les rapports de ces sels sont entre eux, dans un litre d'eau, ainsi qu'il suit :

1° Sulfate de soude cristallisé........ 28 centigrammes.
2° Muriate de soude cristallisé....... 9 —
3° Sulfate de chaux................ 8 —
4° Carbonate de chaux............ 8 —

5° Il y a aussi dans cette eau des traces de silice et de magnésie, ainsi qu'un gaz qui se dégage à la sortie de terre.

En 1840, M. Poumarède fit une nouvelle analyse des eaux de Bains ; il opéra sur des quantités plus considérables, et avec les données plus positives de la chimie moderne : voici les conclusions auxquelles il est arrivé :

1° L'eau de la *Source Savonneuse* contient par litre :

Sulfate de soude............ 0 gram. 160 milligrammes.
Chlorure de sodium......... 0 — 165 —
Carbonate de chaux......... 0 — 045 —
Silice.,................... 0 — 121 —
Oxide de fer.............. 0 — 002 —
Matière organique.......... Une petite quantité.

0 gram. 491 milligrammes.

2° L'eau de la *Grosse source* contient par litre :

Sulfate de soude............	0 gram.	110 milligrammes.
Chlorure de sodium.........	0 —	083 —
Carbonate de soude.........	0 —	010 —
Carbonate de chaux.........	0 —	028 —
Silice.....................	0 —	069 —
Oxide de fer...............	0 —	002 —
Matière organique..........	Une petite quantité.	

0 gram. 302 milligrammes.

3° L'eau de la *Source des Promenades* contient par litre :

Sulfate de soude............	0 gram.	075 milligrammes.
Chlorure de sodium.........	0 —	058 —
Carbonate de chaux.........	0 —	018 —
Silice.....................	0 —	047 —
Oxide de fer...............	0 —	002 —
Matière organique..........	Une petite quantité.	

0 gram. 200 milligrammes.

4° L'eau de la *Source de la Vache* contient par litre :

Sulfate de soude............	0 gram.	102 milligrammes.
Chlorure de sodium.........	0 —	136 —
Carbonate de chaux.........	0 —	028 —
Silice.....................	0 —	093 —
Oxyde de fer...............	0 —	002 —
Matière organique..........	Une petite quantité.	

0 gram. 351 milligrammes.

La découverte de l'arsenic dans les eaux de Plombières, m'a engagé à rechercher cette substance dans celles de Bains, et en même temps à apprécier comparativement, d'une manière sûre et rigoureuse, la proportion des résidus laissés par ces deux espèces d'eaux minérales.

J'ai entrepris ces recherches avec M. N. Farron, jeune

pharmacien distingué de notre ville. Nous avons évaporé en différentes fois, avec le plus grand soin, et à vases clos, vingt litres de chaque espèce, et toujours nous avons obtenu les mêmes résultats.

La *source du Crucifix* de Plombières et la *grosse source* de Bains, marquant toutes deux 50° centigrades et jouissant des mêmes propriétés physiques, ont constamment donné l'une et l'autre 0,55 centigrammes par litre d'un résidu semblable en apparence. Nous avons observé les mêmes phénomènes pendant l'évaporation des deux eaux, c'est-à-dire la formation de flocons gélatineux au moment où les liqueurs se concentraient.

Ce résultat concorde parfaitement, d'ailleurs, avec celui de Vauquelin, si l'on diminue les chiffres qu'a donnés ce chimiste, de toute la différence qui existe entre le poids des sels qu'il a supposé cristallisés, et celui de ces mêmes sels calcinés.

L'eau de la *source Savonneuse* nous a laissé un résidu plus abondant, sans être cependant en quantité aussi forte que celle indiquée par M. Poumarède. Nous avons trouvé 4 grammes 50 centigrammes pour dix litres, ce qui donne 0 gramme 45 centigrammes par litre. Cette eau, qui est plus particulièrement destinée à la boisson, serait donc la plus minéralisée des sources de Bains.

Nous avons ensuite opéré, pour Plombières et Bains, sur des quantités égales de résidu, obtenues dans des conditions identiques, afin de rechercher le *fer*, l'*iode*, et l'*arsenic*.

Le premier de ces métaux a manifesté sa présence au contact du cyanure de fer et de potassium par une coloration bleue *bien plus foncée pour l'eau de Bains.*

Le deuxième ne s'est révélé par aucun signe avec l'amidon, ni dans l'une, ni dans l'autre, quoiqu'on ait eu la précaution indiquée par M. O. Henry de traiter par la potasse avant l'évaporation.

Le troisième a été l'objet d'une recherche attentive, et pour laquelle nous nous sommes entourés de toutes les garanties nécessaires.

Déjà l'an dernier j'avais mis dans l'appareil de Marsh l'eau concentrée de la grosse source, et je n'avais eu qu'un résultat négatif. Mais évidemment la matière organique des eaux se comporte avec l'arsenic comme les tissus animaux, elle retient le métal, et il faut préalablement la calciner avec l'acide azotique. En opérant ainsi, nous avons obtenu l'anneau métallique et des taches noires et brillantes *un peu plus marquées pour l'eau de Bains que pour celle de Plombières.* Ces taches étaient arsénicales, parceque, soumises aux différens réactifs, elles ont offert les caractères de cette substance.

Nous ne voulons pas nous prévaloir de ce que les eaux de Bains contiennent quelques centigrammes de sels, et quelques cent millionièmes d'arsenic de plus que celles de Plombières, de même que nous ne nous sentions pas humiliés à l'époque où nous nous supposions inférieurs sous ce rapport. Le secret de l'efficacité des eaux n'est pas là, comme le proclamait un enthousiaste chercheur d'arsenic.

En voulant faire passer les eaux de Bains pour plus faibles que celles de Plombières, certaines personnes intéressées dans la question croyaient relever celles-ci. Qu'elles se désabusent et qu'elles en prennent leur parti. Ce sont les mêmes eaux, si mieux elles n'aiment que celles de Bains soient les plus fortes. La chimie ne leur donne pas raison. Mais qu'elles se consolent, il leur reste mieux que cela, — mieux que l'arsenic, — il leur reste le témoignage annuel et irrécusable des soulagemens et des guérisons opérés près de leurs sources.

Pour résumer les données fournies par l'analyse chimique, et faire mieux comprendre la composition de nos eaux, nous dirons qu'elles renferment trois sels de soude : le sulfate, le carbonate, et l'hydrochlorate. Le premier domine à Bains, le deuxième à Plombières, le troisième à Luxeuil. Ils existent dans toutes ces eaux en proportion variable, mais toujours de manière à en être l'élément dominant.

Le sulfate et carbonate de chaux, ainsi que la magnésie, y sont en petite quantité, comme dans l'eau commune. — L'évaporation d'une eau froide de fontaine, à Bains, ne nous a donné par litre que 0,05 centigrammes de résidu, formé presqu'exclusivement de sel de chaux.

La silice, provenant des différens silicates du granite se retrouve dans un état mal défini. La matière organique signalée dans toutes ces eaux est également mal définie ; ne serait-elle pas en rapport dans sa formation avec la silice combinée à un principe azoté, — l'ammoniaque, par exemple, dont M. Chevallier a constaté la présence dans ces eaux ? — j'aventure cette hypothèse dont les chimistes seuls peuvent apprécier la valeur.

Enfin, le fer et l'arsénic entrent dans la composition de ces eaux à l'état de sel soluble que l'on n'a pas encore caractérisé.

Cette minéralisation complexe, formée au milieu de conditions spéciales, n'est évidemment pas la même dans le creuset que dans l'eau thermale sortant de la terre ; dans le travail d'analyse, il se fait des décompositions et des combinaisons nouvelles ; en un mot, entre la composition du laboratoire et celle de la nature, il y a, comme l'a dit un célèbre chimiste, la différence du cadavre à l'être vivant.

Je ne chercherai donc pas à isoler chaque principe constituant de nos eaux pour en étudier les propriétés particulières, et préjuger l'action du composé sur l'économie. Il faudrait forcer les analogies, descendre à des subtilités, pour donner une explication que des esprits sévères admettraient difficilement. Il est plus juste et plus sage de se retrancher dans l'observation clinique ; et, sans négliger les inductions de la science, d'attendre qu'elle soit plus avancée encore, pour faire la part des divers agens thérapeutiqnes, et nettement établir le mode d'action des eaux.

Il n'existait pas à Bains d'eau ferrugineuse naturelle ; et dans les cas où elle eût été indiquée, on recourrait à l'eau de Bussang, ou à quelque préparation pharmaceutique.

J'ai découvert à 3 kilomètres sur la route de Saint-Loup, au-dessous de l'étang des Trémeurs, une source ferrugineuse abondante, formant un limon épais d'ocre, ou peroxide de fer hydraté. Cette eau renferme sans doute une assez forte proportion de carbonate de fer ; — l'analyse n'en est pas faite, — sa saveur est styptique, elle est limpide, mais elle ne tarde pas à laisser déposer dans les vases de nombreuses paillettes de fer oxidé.

Les baigneurs peuvent aller se promener à cette source, en boire et en rapporter. C'est un peu loin pour renouveler souvent l'excursion. J'ai fait établir au Bain-Romain un réservoir de cette eau que l'on renouvelle tous les matins. Elle m'a paru agir efficacement.

CHAPITRE III.

DE L'ÉTABLISSEMENT THERMAL.

Description des deux bains. — Renseignemens administratifs. — Règlement. — Tarif.

ÉTABLISSEMENT THERMAL.

L'établissement thermal de Bains a subi, depuis son origine, bien des transformations, avant d'atteindre le degré de convenance qu'il offre aujourd'hui.

Nous avons vu comment les premières fondations en avaient été faites par les Romains. Il faut arriver jusqu'à Durival, en 1752, pour avoir de nouveaux renseignemens. « Ce bassin, écrit-» il, n'était anciennement qu'une mare, où l'on se baignait en » plein air. Il paraît par la date de 1614 trouvée dans une » ancienne chapelle qui sert de logement au médecin des eaux, » que dès ce temps-là on commença à fermer le bain. Il fut » entièrement fermé en 1631. Jacob Nonné le rétablit en 1715.

» Il y avait à quelque distance de là, et plus près de la » rivière, un autre bassin brut fort négligé, appelé le *bain* » *Casquin*. Les Seigneurs en firent rechercher la source avec » beaucoup de soin en 1750, et construire un nouveau bain » fermé, plus grand, plus commode et plus décent que l'ancien » bain. On travaille actuellement à y rassembler quelque

» sources savonneuses qui se montrent aux environs. Après
» avoir passé le pont par lequel on communique de Bains au
» village de Charmois, qui touche à l'autre bord, on trouve
» un petit pavillon, entre le Baignerot et le canal qui en est
» tiré pour le moulin de Charmois, la source *des Vaches* y a
» été amenée : les eaux en sont chaudes, laxatives et dissol-
» vantes. »

Ainsi donc, il y a un siècle, l'établissement thermal de Bains
se composait déjà du *Bain-Neuf*, du *Vieux-Bain*, et du *Pavillon
de la Vache*.

Le premier, construit d'après les conseils de M. Kast, médecin
du roi Stanislas, était le plus fréquenté. C'était, au dire de
M. Pierson, pharmacien à Épinal (*), une salle vaste, dans le
pourtour de laquelle on avait pratiqué des cabinets avec des
cuves pour une ou deux personnes, ainsi que des cellules en
pierre de taille, dans lesquelles on prenait la douche. Au
milieu se trouvait un grand bassin ovale divisé en deux com-
partimens de différens degrés de chaleur ; sur les côtés de cette
piscine s'élevaient quatre colonnes soutenant une ouverture
quadrangulaire plus évasée en bas qu'en haut, et par où s'é-
chappaient les vapeurs.

Plus tard ce bain a été agrandi, on y a ajouté du côté de la
promenade un vaste pavillon servant de salon de réunion ; puis,
on y a fait venir la source tiède ; on a changé la disposition du
bâtiment de manière à lui donner plus de développement, et
en faire ce qu'il est aujourd'hui, une salle de bains, sinon la
plus élégante et la plus riche, du moins la plus vaste et la plus
commode qui se puisse voir.

(*) Note sur les eaux thermales de Bains comparées dans leurs effets avec
celles de Plombières.

Le deuxième, ou *Bain-Vieux*, a été reconstruit en 1771,
comme le témoigne l'inscription suivante gravée sur une plaque
de cuivre, et trouvée en 1832 sous une des colonnes de ce
bain :

CONDITUM A ROMANIS

IMPERANTE......

A FUNDAMENTIS REGNANTE

LUDOVICO XV.°

RECONDITUM A DUCE DE CROY

D'HAVRÉ ET A DUPASQUIER

BARONE DE DOMMARTIN

ANNO CHRISTI. MDCCLXXI.

Ce bain, tel qu'il existait encore en 1844, malgré l'importance et le soin qu'on avait apportés dans sa construction, était
constitué par un bâtiment souterrain d'une architecture lourde,
d'une distribution peu avantageuse. Quatre rangs de colonnes
supportaient une plate-forme en dalles, servant de promenade,
et à laquelle on arrivait de plein-pied par le côté nord. Cette
plate-forme était ouverte par le milieu pour éclairer l'intérieur
où l'on se trouvait ainsi exposé à la pluie et à l'air froid du
dehors. Il y avait deux bassins rectangulaires fort incommodes,
et d'un côté seulement quelques cabinets vestiaires obscurs et
humides, un seul cabinet de douche et des étuves dans l'en-
droit le moins chaud. En revanche, les bassins alimentés par
les sources les plus chaudes étaient à une température telle que
peu de personnes pouvaient la supporter. En sorte que cet établissement, qui devait être le plus utile en raison de l'abondance des eaux et de sa position au centre du bourg, était
presque complètement abandonné.

Tout le service était concentré au *Bain-Neuf* où régnait un encombrement déplorable. Une restauration était urgente ; elle fut décidée par le nouveau propriétaire, M. le baron Villatte.

Les eaux minérales de Bains sont donc aujourd'hui rassemblées dans trois bâtimens, dont nous allons faire l'exacte description.

1° Le *Bain-Romain*, auquel nous avons cru devoir restituer le titre qui rappelle son antique origine, est placé au centre de la ville. C'est un édifice d'un style élégant, d'une sage ordonnance, et auquel il ne manque vraiment que de plus vastes proportions pour constituer un chef-d'œuvre du genre. Son architecture offre les caractères de simplicité, de convenance et de solidité qu'on doit rechercher dans les constructions de cette espèce (*).

A l'extérieur, il a une forme rectangulaire, et se compose d'un rez-de-chaussée en partie enfoncé dans le sol, et d'un premier étage recouvert d'une plate-forme qui sert de promenade.

A l'intérieur, c'est un magnifique vaisseau, éclairé par la partie supérieure, et offrant deux colonnades superposées qui forment galeries. — Dans la supérieure, s'ouvrent tous les cabinets à baignoires ; — dans l'inférieure, les cabinets de vestiaires et de douches ; — trois grandes piscines occupent le milieu.

Cet ensemble présente un coup-d'œil brillant qui ne manque jamais d'exciter l'admiration des étrangers.

_____

(*) Son exécution était rendue difficile par la mauvaise disposition et l'exiguité du terrain. Ces difficultés ont été surmontées d'une manière fort habile, et tous les travaux ont été exécutés d'une saison à l'autre ; aussi, ne saurait-on donner trop d'éloges à l'architecte, M. Gahon, et à l'entrepreneur, M. Déchamp.

Pénétrons dans le détail :

Les trois piscines forment des bains à diverses températures. Dans le grand bassin circulaire, l'eau est la moins chaude ; elle y est maintenue à 25 ou 26° R. — Dans le bassin ovale inférieur, elle est à 28° R., et dans le supérieur, à 31° R.

Dans chaque bassin, trois sources de température différente arrivent isolément à une extrémité, se mêlent plus ou moins, et sortent à l'autre extrémité.

Cette disposition me semble mauvaise ; ces sources sont plus chaudes et plus pures, par conséquent plus légères que l'eau du bassin, elles ont une tendance à se maintenir à la surface jusqu'au déversoir, tandis que l'eau refroidie et salie reste dans les couches inférieures du bain. On conçoit l'effet fâcheux qui en résulte : d'un côté, l'eau est altérée plus rapidement, et de l'autre les parties inférieures du corps sont dans un milieu plus froid que les supérieures. Le contraire serait préférable. On remédierait facilement à ces inconvéniens, en faisant arriver les sources dans un petit récipient placé sur une colonne au centre de chaque piscine ; elles s'y mêleraient et en descendraient par plusieurs petits tuyaux qui s'ouvriraient au fond du bassin.

A part cette circonstance, nos piscines offrent une commodité et un attrait tout particuliers. L'eau abondamment renouvelée y est maintenue à une température uniforme et régulière. Dans les galeries latérales s'ouvrent de nombreux cabinets de vestiaires, d'un côté pour les hommes, et de l'autre pour les femmes.

Cette séparation n'existe que pour les vestiaires, car dans les bassins les sexes sont mélangés. On descend dans la piscine revêtu de l'uniforme des bains, c'est-à-dire d'une longue robe de flanelle, ou d'une chemise en grosse toile grise, — vêtement assez décent, mais peu coquet ; — là, comme dans un salon de conversation, ou mieux, comme dans un omnibus parisien, se trouvent côte-à-côte le prêtre et la religieuse, la dame aux belles manières et le paysan sans façon. En attendant que l'égalité soit réalisée sur la terre, on la trouve ici dans l'eau.

Sans être trop prude, on pourrait dire qu'un pareil usage était bon pour ces temps primitifs où l'innocence n'était pas un nom, et où la propreté n'était pas une vertu. Il est vrai de dire que la répugnance des plus scrupuleux finit toujours par s'effacer devant la certitude que tout abus est impossible ; on sacrifie quelque chose à la propreté pour la distraction. D'ailleurs le bain de propreté exigé *avant* peut être pris *après* la saison.

Aux deux extrémités de la galerie se trouvent quatre cabinets de douches. Au n° 1, on peut recevoir une douche chaude perpendiculaire, une horizontale mobile, ou à *Tivoli*; et enfin, une alternativement chaude et froide. Elles peuvent être prises par le malade lui-même, ou dirigées par la main d'un doucheur. On en varie à volonté la force d'impulsion, le volume, la température, la direction ou le mode de projection. Autrefois, à Bains, les douches agissaient seulement par le poids d'une colonne d'eau s'échappant d'un réservoir plus ou moins élevé. Ce système, exclusivement employé à Bourbonne et à Plombières, était insuffisant pour remplir toutes les indications.

A l'instar des établissemens d'Allemagne, on a établi une pompe foulante qui lance l'eau avec une grande vigueur. Cette puissante action est indispensable pour administrer de bonnes douches en arrosoir.

La douche n° 2 est de cette espèce, elle a une direction horizontale, et s'applique facilement sur le ventre et les parois thoraciques.

Aux n°s 3 et 4, outre des douches descendantes de force graduée, il y a dans le dernier numéro une douche ascendante très-chaude qui est dirigée sur le périnée dans certains cas spéciaux. Dans le cabinet n° 3, il serait à désirer qu'on établît une douche vaginale, reçue dans un bain de siége, dont l'eau se maintiendrait à une température uniforme et réglée à volonté. Cet appareil serait très-utile.

Il est une autre amélioration que je regarderais comme bien avantageuse ; elle consisterait à enfoncer dans les réservoirs souterrains la cuvette où l'on reçoit la douche n° 1, de manière à y laisser arriver constamment un peu d'eau chaude. On obvierait ainsi à l'inconvénient de la fraîcheur des parois et de l'athmosphère de ce cabinet.

A côté se trouvent deux petites cellules pour douche rectale.

Dans la galerie opposée, on a disposé dans deux cabinets des cuves en pierre, où tombent d'une certaine hauteur les sources du *Robinet de fer* et du *Robinet de cuivre*. La première de ces sources s'était acquis dans l'ancien bain une grande réputation pour les bons effets qu'elle produisait dans les vieilles entorses, sciatiques, etc. Elle tombait alors au milieu des bassins dont l'eau n'était pas à un niveau si élevé que maintenant, et l'on pouvait aisément se retourner sous le coulant de cette eau chaude. Dans les cabinets actuels, c'est peut-être moins facile; il serait bon que les cuvettes fussent plus larges et plus profondes. — Ces sortes de petites douches naturelles sont très-actives. On les utilise aussi comme bains de pieds.

A l'angle supérieur de cette galerie se trouve la *Source romaine* employée en boisson.

Et plus loin, les étuves. Elles sont placées sur l'enchambrement même de la grosse source, dont l'eau y entretient la chaleur et les vapeurs nécessaires. Ce sont deux jolis cabinets avec revêtement en faïence. On a disposé sur un soupirail de la source une boîte pour prendre des bains de vapeur partiels.

—A côté, un cabinet où l'on reçoit une *douche russe*. On pourrait établir dans le vestiaire qui en dépend un lit pour pratiquer les frictions et le massage.

Sous les galeries et les cabinets vestiaires, dans toute l'é-
tendue du bain, se trouvent de vastes réservoirs dans lesquels
s'accumule l'eau des sources qui ne servent pas à alimenter
les piscines. Cette eau est aspirée par deux pompes et portée
dans les réservoirs supérieurs qui fournissent aux baignoires
et aux douches. Ces réservoirs souterrains ont l'avantage
d'échauffer les dalles sur lesquelles on marche nu-pieds pour
entrer et sortir des bassins.

Le premier étage du Bain-Romain, auquel on arrive de
plein-pied par le côté nord, est exclusivement destiné aux bains
particuliers en baignoires.

Huit cabinets s'ouvrent de chaque côté sur les galeries latérales; ils sont simples, mais proprement tenus et pourvus des
petites nécessités, — glace, sonnette, etc.

Il y a un cabinet de douche pour toutes les personnes qui
baignent dans cette partie de l'établissement. — Il serait à
souhaiter qu'on pût faire arriver un tuyau de douche au-dessus
de chaque baignoire. Espérons que plus tard on obtiendra ce
perfectionnement; comme aussi d'établir dans deux ou trois
cabinets des appareils irrigateurs, de manière à ce que les
femmes puissent recevoir une douche vaginale pendant toute
la durée de leur bain.

2º Le deuxième bâtiment, dans lequel sont réunies les sources
tempérées, est le *Bain-Neuf*, qu'on désigne maintenant sous le
nom de *Bain de la promenade* pour éviter une confusion facile,
puisque, par le fait, il était devenu le bain vieux.

Il est contigu à la promenade, et n'est distant du Bain-Romain
que de 60 mètres. Il n'y a aucune destination spéciale pour
chacun de ces bains. On donne la préférence à l'un ou à l'autre,
suivant la proximité du logement, les convenances de société,
ou le caprice individuel. Sous le rapport médical, à part les

différences dans la température et la disposition de quelques appareils, les eaux ont les mêmes qualités.

Au Bain-Romain, les prix sont un peu plus élevés, ce qui en éloigne peut-être les personnes pour lesquelles cette considération a de la valeur.

La construction du Bain de la promenade n'est ni élégante, ni bien solide, mais sa distribution intérieure est aussi commode qu'on peut le désirer.

Dans une salle vaste et bien éclairée, se trouvent trois bassins ovales pouvant contenir chacun trente-cinq à quarante personnes. Ces piscines sont graduées, l'une de 25 à 26° R., l'autre de 27 à 28°, et la troisième de 29 à 30°. Chacune est alimentée par trois sources abondantes.

Sur les côtés existent dix-huit cabinets vestiaires, et douze baignoires pour les personnes qui, voulant se baigner à part, n'aiment pas la solitude des cabinets.

Au fond de la salle, il y a quatre grands cabinets de douches avec bassin d'immersion. Cette disposition est on ne peut plus avantageuse. La personne qui reçoit la douche est à demi plongée dans l'eau chaude; en sorte que les parties découvertes et soustraites à l'action de la colonne d'eau ne sont pas exposées à se refroidir.

Dans un cabinet voisin, se trouvent deux sources que l'on prend en boisson : la Savonneuse, et un filet de la Grosse source.

A l'autre extrémité de la salle, dans l'ancien salon, il y a neuf cabinets à baignoires, un de douche descendante, et trois de douches ascendantes.

3° Il n'y a rien à dire de particulier sur la *Source de la Vache*; elle coule dans une petite chambre engagée sous la maison qui fait l'angle du pont.

Le personnel de l'établissement, sans être nombreux, suffit aux besoins du service. Les baigneurs sont soignés par les domestiques des différentes maisons où ils sont logés. Peut-être serait-il plus convenable qu'ils le fussent par des personnes attachées à l'établissement, et que le linge fût fourni par ce dernier.

C'est une amélioration qu'il faudrait encore réaliser. Nous en avons déjà signalé plusieurs, il y en aurait d'autres encore à indiquer. Mais il ne faut pas être trop exigeant; le temps amènera de nouveaux perfectionnemens.

Le propriétaire actuel a fait beaucoup; et l'on ne peut demander d'un particulier des avances tellement considérables que les intérêts ne sauraient plus en être garantis dans un avenir incertain. L'État seul peut faire des sacrifices qui n'ont leur raison d'être que dans les considérations d'intérêt public.

Aussi, répéterons-nous ici ce que depuis longtemps nous réclamons dans nos rapports annuels à l'administration centrale. Il y aurait tout avantage pour l'établissement, pour la localité et pour les baigneurs, à ce que l'État devînt propriétaire des eaux de Bains.

Cette acquisition ne se présenterait pas, du reste, dans des conditions onéreuses, comme il sera facile d'en juger.

Les eaux de Bains ne sont devenues une propriété qu'à partir du moment où leur fréquentation engagea certaines personnes à créer autour des sources des abris qui en rendaient l'usage plus facile. On exigeait alors à titre d'indemnité une légère rétribution de la part des baigneurs.

Les seigneurs de Bains, MM. d'Havré et de Dommartin, obtinrent l'autorisation de construire des bâtimens et de réclamer, pour se couvrir de leurs frais, le prix modique de 30 sols d'abord, de 5 francs ensuite pour chaque saison.

La propriété des sources elles-mêmes était en quelque sorte

réservée ; puisqu'une veuve Perrin qui, la première, les avait exploitées, a pu soutenir longtemps ses prétentions contre les seigneurs, et qu'à l'époque de la révolution, le conseil municipal, se fondant sur ce que ces derniers avaient usurpé leurs droits sur la commune, a réclamé pour celle-ci la propriété des eaux.

Le Gouvernement d'alors, qui sans doute avait besoin d'argent, n'a pas admis la requête, et l'établissement a été vendu comme propriété nationale. Les citoyens Renaud et Irroy sont devenus acquéreurs pour la faible somme de 10,000 francs, payables en assignats.

M. le baron Falatieu et Mme d'Argout ont ensuite racheté à un prix un peu plus élevé.

Enfin, en 1844, M. le général Villatte est devenu propriétaire pour la somme de 90,000 francs. Les frais de vente, la reconstruction du Bain-Romain portent la mise de fonds à 150,000 francs.

Or, en 1846, le nombre des baigneurs a été de 1164, — les recettes ont été de 12,751 francs, — les dépenses de 4,183 francs, — ce qui laisse un bénéfice net de 8,568 francs.

On voit donc que, si l'État devenait propriétaire des eaux de Bains, ce ne serait pas, comme il en est de certains établissemens, un sujet de dépenses incessantes.

Je terminerai ce qui concerne l'établissement par la copie du tarif et du réglement actuellement en vigueur.

RÈGLEMENT

Pour la police des Eaux minérales de Bains.

Art. 1ᵉʳ. — L'inspecteur des eaux de Bains est chargé de la surveillance de tout ce qui a rapport au service médical de l'établissement.

Art. 2. — La température des bassins des eaux minérales sera réglée par l'inspecteur ; il est défendu à tout autre de la changer et de toucher aux robinets des sources qui alimentent les bassins.

Art. 3. — Il est défendu à toute personne de se baigner dans les bassins sans en avoir obtenu la permission par écrit de l'inspecteur, auquel elles devront d'abord se présenter pour lui faire connaître le genre de leur maladie.

Le régisseur de l'établissement sera tenu de veiller à l'exécution de cette disposition.

Art. 4. — Personne ne pourra se baigner dans les bassins sans avoir préalablement pris un bain de propreté.

Il est défendu de se baigner avant que les baignoires et les bassins soient remplis, ni hors les heures indiquées.

Art. 5. — Les personnes qui désireraient recevoir les douches devront se faire inscrire à l'avance sur un tableau d'ordre, qui sera tenu à cet effet sous la surveillance de l'inspecteur.

Art. 6. — Toutes actions ou paroles contraires aux bonnes mœurs, ou de nature à troubler la tranquilité dont les malades pourraient avoir besoin, sont sévèrement interdites.

Si quelques personnes enfreignaient cette défense, elles seraient signalées à l'autorité municipale pour être poursuivies conformément aux lois.

Art. 7. — Il est défendu de commettre aucune dégradation dans les bains et leurs dépendances, ni de fumer dans aucune des parties de l'établissement thermal.

Art. 8. — Il est défendu de faire ou de déposer aucune ordure auprès des sources ou autour de leur enceinte, et de laver du linge, des ustensiles et tous autres objets quelconques aux sources ou dans les bassins intérieurs et extérieurs.

L'entrée des chiens est formellement interdite.

Art. 9. — Aucun officier de santé autre que l'inspecteur ne pourra s'immiscer dans la surveillance des eaux.

Les malades pourront néanmoins se faire soigner par leurs médecins ordinaires lorsqu'ils le jugeront convenable.

Art. 10. — Le présent Règlement sera imprimé, publié et affiché dans la commune de Bains aux frais du propriétaire, adressé au maire, à l'adjoint et à l'inspecteur des eaux, qui sont chargés, chacun en ce qui le concerne, de son exécution; il en sera remis un exemplaire à M. le juge de paix du canton.

TARIF

DU PRIX DES EAUX DE BAINS.

———————◆

Établissement du Bain-Romain.

1° Bain dans les piscines................................ »ᶠ 50ᶜ
2° Douche descendante, par quart d'heure................ » 75
3° Douche ascendante, par dix minutes................... » 40
4° Douche du Robinet de fer, par quart d'heure.......... » 25
5° Douche russe.. » 50
6° Bain de vapeur partiel ou général, par quart d'heure..... » 50
7° Bain de cabinet........................ .... » 75
8° Bain de cabinet avec douche ascendante continue 1 25
9° Massage et frictions, pour chaque..................... » 25
10° Bain de pieds....................................... » 10

Établissement du Bain des promenades.

1° Bain dans les piscines............................... » 40
2° Douche descendante, par quart d'heure............... » 50
3° Douche descendante avec tuyau mobile, par quart d'heure. » 75
4° Douche ascendante, par dix minutes.................. » 30
5° Douche écossaise.................................... » 25
6° Bain de pourtour.................................... » 50
7° Bain de cabinet..................................... » 75
8° Bain à domicile..................................... 1 »
9° Bain sulfureux...................................... » 80
10° Chaise à porteurs, aller et retour.................... » 30

CHAPITRE IV.

DE L'USAGE DES EAUX.

Boissons.—Bains.— Douches.—Étuves.— Moyens accessoires.— Régime.—Saison des eaux.

DE L'USAGE DES EAUX.

Ce chapitre est important ; car le succès des eaux dépend en grande partie de la manière dont elles sont appliquées.

Leur action n'est efficace que par l'opportunité et le discernement avec lesquels on les administre. Elles peuvent même devenir funestes par quelque défaut de soins, de méthode et d'intelligence.

Il faut, en effet, le dire ici, — et nous aurons occasion de le développer plus tard, — les eaux ne sont pas un remède simple, dont il n'y a qu'à augmenter ou diminuer la dose ; elles constituent une véritable *médication*, c'est-à-dire un ensemble de moyens plus ou moins compliqués, qu'il faut savoir choisir, varier, combiner suivant une foule de circonstances. Et, pour saisir ces circonstances, il faut une habileté pratique, qui peut manquer aux plus instruits.

Aussi, ai-je dû reconnaître que l'impuissance des eaux résultait, dans bien des cas, de la direction vicieuse qu'on leur avait donnée, et du mauvais usage qui en était fait.

On comprendra facilement qu'il n'est pas possible de formuler le *modus agendi* propre à chacune des nuances morbides qui sont susceptibles de se multiplier et de se modifier à l'infini. Nous exposerons les préceptes généraux applicables à tous les cas, nous efforçant de rendre ces conseils tout-à-fait pratiques, sans crainte de descendre dans les plus petits détails.

Car, pour donner quelqu'utilité à ce livre, il faut que le baigneur puisse s'en servir comme d'un *vade mecum* qu'il consulte dans ses heures de loisir. Il y trouvera les recommandations sur l'hygiène et la pratique des eaux, qui échappent souvent au médecin dans ses consultations rapides, et dont l'observation est pourtant si favorable.

On emploie l'eau thermale en : *boisson, bain, douche, étuve;* — nous passerons en revue ces différens modes, en indiquant toutes les particularités pratiques qui s'y rattachent, les cas dans lesquels ils s'appliquent de préférence, et la nature de leurs effets.

Nous étudierons sous les mêmes points de vue divers moyens auxiliaires des eaux, tels que : *ventouses, massage, saignée, purgatifs,* etc.

Nous terminerons enfin par quelques considérations sur le *régime* et l'*hygiène* des baigneurs, et sur la *saison des eaux.*

§ Ier.

DE LA BOISSON.

——————

C'est le moyen le plus simple et le plus direct pour faire pénétrer l'eau minérale dans l'organisme.

Elle y agit de deux manières, — par ses qualités physiques : la chaleur, et peut-être l'électricité magnétique ; — par ses qualités chimiques : c'est-à-dire par les substances dissoutes.

La première action est immédiate, locale ; elle s'exerce sur l'estomac lui-même, et, par expansion, sur l'appareil nerveux organique dont le centre est à l'épigastre.

La deuxième est à la fois topique, par une certaine stimulation exercée sur la muqueuse intestinale ; mais elle est surtout indirecte, consécutive à l'absorption de l'eau et à la réaction des matériaux qui y sont contenus sur l'ensemble des humeurs.

Dans le chapitre suivant, nous verrons en quoi consistent ces deux genres d'action. Nous ne voulons que les signaler maintenant pour faire comprendre la nature de l'influence exercée par les boissons, et pour qu'on puisse mieux se rendre compte des indications qu'elles présentent.

L'eau thermale agit donc sur le système nerveux gastrique par le calorique et l'électricité dont elle peut être imprégnée, en même temps qu'elle agit sur la muqueuse, à la manière des eaux purgatives, par les sels qu'elle tient en dissolution.

A ces effets primitifs, viennent s'en joindre de secondaires,

6

résultant de l'absorption de l'eau minérale. Celle-ci, introduite dans la circulation, est promptement éliminée par la sécrétion urinaire et la perspiration pulmonaire et cutanée. Le jeu de ces importantes fonctions se trouve ainsi excité.

Mais l'eau n'est pas expulsée avec ses qualités premières, les principes médicamenteux séjournent dans l'économie, et modifient les humeurs d'une manière lente et graduelle.

Toutes ces actions ne sont point liées si étroitement, qu'on ne puisse, suivant les circonstances, accroître ou diminuer les unes sans les autres.

Ainsi, dans les affections gastralgiques, avec atonie, l'eau de la Grosse source agit localement par sa vive chaleur. Quand il y a irritabilité, c'est l'eau tiède de la source de la Vache, et même l'eau refroidie qu'on emploie de préférence. Dans les engorgemens, les cachéxies, lorsqu'on veut modifier la composition des solides et des liquides, ce sont les eaux tempérées savonneuses que l'on prend à grande dose.

Enfin, — si l'on veut exciter la sécrétion urinaire, on se place dans un bain frais, ou l'on se promène doucement le matin, en buvant abondamment une eau froide, ou tiède ; — si c'est la transpiration qu'on cherche à provoquer, on se place dans un bain chaud, ou l'on se promène vivement, en prenant l'eau la plus élevée en température.

A Bains, autrefois, on usait bien plus des eaux en boisson qu'en bain. Ce dernier moyen était accessoire ; aujourd'hui, c'est le contraire qui a lieu. On subordonne la boisson au bain ; et souvent on n'use de celle-là qu'au gré du caprice.

L'usage exagéré des anciens, et l'indifférence des modernes, me semblent également fâcheux. J'emploie une méthode mixte, qui consiste à faire boire l'eau chaude concurremment avec les bains.

Il est des cas dans lesquels l'un ou l'autre de ces moyens doit encore être employé exclusivement. Le plus souvent ils sont combinés. La nature des maladies, la tolérance propre à chaque individu, fournissent les indications à cet égard.

Quand il y a sécheresse, rougeur de la langue, avec un état saburral ancien, dyspepsie, amaigrissement, léger mouvement fébrile, en un mot véritable inflammation chronique des voies digestives, *la boisson de nos eaux, quelle qu'en soit la source, est toujours nuisible.*

Au contraire, s'il y a gastralgie, compliquée d'une excessive faiblesse, ou qu'il y ait à craindre une congestion vers un organe intérieur, la boisson seule conviendra.

Mais, nous le répétons, dans la généralité des cas, ces moyens s'administrent d'une manière concomittente. Nos eaux n'ont pas assez d'énergie pour qu'on puisse réserver exclusivement l'un ou l'autre à tel ou tel cas.

C'est le matin, à jeun, qu'il faut boire l'eau minérale. La meilleure manière serait de se promener dans l'intervalle de chaque verre. Mais l'empressement qu'on met à se rendre au bain, l'heure et le temps, souvent peu propices, font que, le plus ordinairement, on se fait apporter à boire dans le bain même. Cette promenade matinale serait cependant salutaire sous bien des rapports. En sortant de l'atmosphère viciée d'une chambre à coucher, n'y aurait-il pas avantage, — au lieu de se plonger de suite dans les vapeurs de l'établissement, — à dilater ses poumons par l'air vif et pur de la campagne? En même temps, on donnerait de l'exercice aux muscles, on activerait la circulation, et, de la sorte, le bain lui-même serait plus efficace.

Quelques personnes, d'ailleurs, ne peuvent digérer l'eau qu'en se promenant, d'autres qu'en se couchant.

L'eau de la Grosse source se boit souvent dans le milieu de la journée, avant et après le repas ; — celle de la Vache, de quatre à six heures.

Il en est qui boivent à toute heure. C'est une mauvais méthode. On fatigue son estomac sans profit. Au milieu des alimens de toute sorte, et de l'excitation qui en résulte, l'action minérale est neutralisée. Pour toute espèce de remède, à plus forte raison pour un agent aussi délicat et aussi subtil que les eaux, l'estomac doit être vide, libre, tout entier à l'action médicatrice qui s'opère en lui. L'eau de la Grosse source que l'on prescrit après les repas est une exception ; mais alors, elle agit principalement par sa chaleur.

Le buveur doit autant que possible aller lui-même à la source. Il remplit d'abord le verre, pour en échauffer les parois, jette le liquide, et le remplit de nouveau, pour le boire d'un trait. La capacité du vase peut varier suivant l'aptitude individuelle. Le terme moyen est de quatre à cinq onces. On renouvelle l'opération chaque dix ou vingt minutes, selon la facilité avec laquelle on a digéré.

Quant à la quantité de verres que l'on peut ainsi avaler, le nombre en est très-variable. Il est des individus qui font des tours de force dans ce genre ; — ce n'est pas toujours impunément. Dans les cas ordinaires, je fais commencer par deux et et augmenter d'un chaque deux jours, jusqu'à huit ; les derniers jours on diminue graduellement. La tolérance propre à chaque malade, le goût, la nature de l'affection servent de guide à cet égard.

Il est inutile, pour les eaux de Bains, de mâcher du pain après les avoir bues, elles n'ont aucune influence sur l'émail des dents.

On peut couper l'eau thermale avec du lait, de l'eau de

veau, des infusions diverses. Cette pratique est fort rare,
parce que nos eaux ne sont pas assez actives pour nécessiter de
semblables adoucissemens. Mais on y ajoute souvent des substances étrangères, soit par agrément, soit pour remplir quelques indications spéciales.

Dans le premier cas, c'est ordinairement un morceau de
sucre, une cuillerée de sirop de gomme ou d'orgeat. Dans le
second, ce sont des médicamens plus ou moins actifs, dont la
combinaison avec les eaux peut s'effectuer d'une manière avantageuse. La thermalité semble leur communiquer une activité
particulière que n'auraient point des eaux artificielles froides.

Ainsi, lorsque les eaux de Vichy sont indiquées, — dans les
obstructions, dans certaines affections du foie ou de l'estomac,
— je fais ajouter deux ou trois grammes de bicarbonate de
soude dans un ou deux litres d'eau thermale.

Dans quelques formes de dyspepsies atoniques, ou quand il
y a une disposition tuberculeuse, quatre ou cinq grammes
de sel de cuisine ajoutés à la boisson du matin produisent de bons
effets.

Le mélange le plus habituel consiste à augmenter artificiellement la dose de sulfate de soude contenue dans nos eaux.
La proportion naturelle est trop faible pour purger, elle
détermine même le plus souvent un résultat contraire. En
additionnant chaque verre de cinq grammes du sel de Glauber,
on détermine avec trois ou quatre verres des selles faciles et
salutaires, analogues à celles que l'on obtient avec les eaux de
Niederbronn. La médication purgative vient ainsi prêter son
appui à la médication des eaux.

L'iodure de potassium, à la dose d'un gramme, en dissolution dans le premier verre d'eau bu le matin à jeun et suivi
de plusieurs autres verrées d'eau thermale naturelle, est
employé dans certaines maladies : — les engorgemens, les

cachéxies syphilitiques et scrofuleuses. — Il est certain que
ce remède héroïque acquiert une activité et une efficacité bien
plus grandes sous l'influence de la médication thermale. Les
succès que j'en ai obtenus tiennent presque du prodige.

Dans les cas où une lésion organique du cœur rendait
l'usage des eaux très-périlleux, en raison de la surexcitation de
l'organe, — palpitations, étouffemens, — je me suis très-bien
trouvé de neutraliser ces effets par l'addition d'une ou deux
cuillerées de sirop de digitale dans la boisson. De la sorte, je
puis combattre, sans crainte d'accidens, le principe rhumatismal
qui accompagne et domine souvent l'affection secondaire du
cœur.

Les personnes sujettes à des oppressions nerveuses dans le
bain, se trouvent fréquemment soulagées par le mélange d'une
cuillerée à café d'eau distillée de laurier cerise dans l'eau
minérale.

Telles sont les seules altérations que nous fassions éprouver
à nos eaux, dans des cas exceptionnels et spéciaux. Le plus
souvent, nous faisons en sorte de répondre aux diverses indications des maladies par le choix des sources.

Comme nous l'avons vu, elles sont nombreuses ; mais ne
présentent point entre elles des différences de nature bien
tranchées. Toutefois, ces différences existent ; elles portent sur
la température de l'eau, et sur la proportion des principes
minéraux qu'elle renferme. Et puis, l'expérience, la tradition,
ont affecté à certaines sources des propriétés particulières que
je vais faire connaître.

Dans un mémoire sur *l'État de l'administration des eaux de
Bains*, l'abbé Tessier donne les indications suivantes sur l'usage
qu'on faisait de son temps des différentes sources :

« On prescrit l'eau de la *Grosse source* dans les dyssenteries

» invétérées, pour faire cesser les vomissemens occasionnés
» par le relâchement d'estomac; celle du *Robinet de fer* dans
» les pâles couleurs et les fleurs blanches; celle dite *Romaine*
» dans les obstructions et embarras du bas-ventre.

» L'eau dont les malades font le plus d'usage pour boisson
» est celle dite *Savonneuse*. On l'ordonne quand il s'agit de
» calmer l'irritabilité des nerfs et de faire couler les graviers,
» et aux goutteux. On emploie la *Fontaine des Vaches* en la-
» vemens, quelques personnes assurent qu'elle les purge. »

Ces préceptes sont encore ceux qui guident aujourd'hui ma
pratique, et dont j'ai pu vérifier l'exactitude et la sagesse.
J'aurais peu de chose à y ajouter; et je préfère citer encore
l'opinion d'un ancien inspecteur des eaux. Elle a d'autant plus
d'autorité qu'elle exprime la pratique reconnue la meilleure,
et adoptée précisément à l'époque où l'on employait de préférence les eaux de Bains en boisson.

Le *citoyen Toussaint*, dans un très-petit et très-rare opuscule,
dit que : « L'eau de la source Savonneuse entraîne les graviers
et les glaires, nettoie les conduits de l'urine, prévient les
rétentions, les coliques néphrétiques. Elle réussit dans les
obstructions du foie, de la rate, dans les affections des intestins,
dans les maladies des nerfs qui dépendent du spasme chez les
femmes, dans les affections hypocondriaques. On peut les boire
contre la goutte chronique dont elles adoucissent les accès,
en corrigeant les vices de l'estomac et en adoucissant les humeurs. Elles sont vantées contre la stérilité. L'eau de la Grosse
source et celle de la Romaine réussissent parfaitement dans les
vomissemens invétérés, les coliques d'estomac, la diarrhée;
elles rétablissent les digestions chez les personnes qui ont l'estomac faible, qu'elles fortifient en rendant aux fibres leur ton
naturel, en excitant l'appétit, même à celles qui depuis longtemps ne trouvent plus de goût aux alimens pour en avoir fait

des excès continuels. On l'emploie avec succès dans certaines maladies de la poitrine, dans les catarrhes opiniâtres, dans l'asthme tuberculeux...... Ces eaux en excitant la circulation du sang augmentent la transpiration ; et lorsqu'on les prend avec trop de précipitation et sans méthode, elles portent à la tête, la rendent pesante, et occasionnent des insomnies. »

J'ai pu m'assurer de la véracité de ces assertions, peut-être un peu trop affirmatives, et qui, exprimées dans un langage suranné, se ressentent des idées médicales de l'époque.

Ce qu'il y a de remarquable dans l'eau Savonneuse, c'est la grande quantité de sable rouge expulsé par les urines chez certaines personnes rhumatisantes qui en font usage. Je favorise le travail éliminateur qui s'opère dans les urines par l'action de quelques douches sur la région lombaire.

L'eau de la source Savonneuse est très-employée ; elle convient aux personnes délicates et irritables ; elle est douce, n'excite point de réaction, et se mêle bien au sang. Aussi, convient-elle toutes les fois qu'on veut agir longtemps et d'une manière continue sur la masse des humeurs. C'est la plus fondante ; elle détend la fibre, et augmente les écoulemens blancs qui dépendent d'un relâchement des tissus. Mais elle calme le système nerveux. Son usage s'associe parfaitement avec le bain tempéré.

L'eau de la Grosse source est antispasmodique et tonique ; elle convient dans les débilités des organes digestifs, dans tous les désordres nerveux liés à un état d'atonie. Elle resserre la fibre, et donne souvent lieu à la constipation. Prise une heure avant le repas, elle excite l'appétit ; et deux heures après, elle précipite une digestion laborieuse. Je lui préfère l'eau Savonneuse dans les affections de poitrine.

L'eau de la Vache est considérée comme laxative. Sa réputation, sous ce rapport, n'est peut-être pas suffisamment justifiée.

Elle est fade, assez lourde; il est possible que dans certains cas elle purge par indigestion. Elle convient dans les irritations nerveuses de l'estomac; quand il y a surexcitation, elle adoucit et calme.

Quelle que soit la valeur de ces indications, sanctionnées par la tradition et l'expérience, ou se tromperait souvent, si l'on voulait s'en rapporter exclusivement à elles, et se guider *a priori* sur des données exactes dans la pluralité des cas seulement. Ainsi, telle source vous semble rationnellement être celle qui doit le mieux réussir; et cependant, il peut arriver que *l'eau ne passe pas;* elle charge l'estomac, donne lieu à des nausées. On aurait tort dans ce cas de vouloir insister. Il faut en essayer une autre. Le buveur peut ainsi tâtonner au début de la saison, rechercher quelle est l'eau qui est le mieux tolérée par son estomac, et s'y arrêter, quelle que soit d'ailleurs la contradiction qui semble exister entre sa maladie et les propriétés reconnues de la source. Car le fait est au-dessus de la théorie; et les aptitudes individuelles, *l'idiosyncerasie* en un mot, influent davantage sur la tolérance et le mode d'appropriation des eaux, que la nature de l'affection elle-même.

Malgré la présence du sulfate de soude, les eaux de Bains ne déterminent pas souvent des évacuations alvines, quel que soit le nombre des verrées que l'on prenne. Quand l'effet laxatif se produit, il faut l'attribuer à des dispositions particulières. Le plus habituellement c'est un effet opposé qu'on obtient. Il est même assez commun de voir se développer, après quelques jours d'administration de ces eaux en boisson, un état saburral des premières voies : — amertume de la bouche, langue chargée, inappétence et constipation. — C'est alors qu'il est nécessaire de faire prendre 15 à 20 grammes de sulfate de soude partagés entre les deux dernières verrées d'eau minérale. Au lieu d'un seul purgatif, je préfère continuer pendant plusieurs jours cette légère purgation que l'on diminue peu à peu ; car il arrive souvent que 5 à 6 grammes suffisent pour obtenir deux ou trois selles tous les matins.

Il est des personnes auxquelles je me contente de faire avaler un ou deux verres d'eau fraîche à jeun. D'autres prennent l'eau ferrugineuse des Trémeurs, ou l'eau de Bussang. En général, ces dernières se boivent dans la journée et aux repas. On le comprend, c'est dans les affections asthéniques et chlorotiques que ces eaux trouvent leur indication.

§ II.

DES BAINS.

———

Le bain est l'immersion du corps dans l'eau. On peut le distinguer sous différens points de vue : — en particulier ou général ; — en isolé ou collectif ; — en simple ou composé ; — enfin sous le rapport de la température, en froid, tempéré ou chaud. Sans nous arrêter à ces distinctions dont il sera tenu compte plus tard, nous dirons tout d'abord que, dans notre établissement, les bains sont la base du traitement ; c'est le principal agent de la médication thermale. Il ne sera donc pas inutile de l'étudier en lui-même pour en faire comprendre le mode d'action, les effets, et l'importance.

L'eau agit sur le corps qui s'y trouve plongé par sa chaleur, et par les principes minéraux qui pénètrent avec le liquide dans l'organisme.

C'est par la peau que s'effectue cette transmission ; c'est cette membrane qui est directement affectée. Aussi devons-nous considérer d'abord les phénomènes dont elle est le siége. Ce n'est pas ici le lieu de nous occuper de ses fonctions, et de l'influence qu'elles exercent en s'altérant sur la production des maladies chroniques. C'est un sujet spécial que nous taiterons au chapitre de l'*action thérapeutique des eaux*. Il nous suffit d'établir que, primitivement ou consécutivement, la peau se trouve modifiée dans presque toutes les affections chroniques. Ces modifications portent sur sa texture et sa vitalité. Elle devient flasque, terne, sèche, sa caloricité est diminuée, l'absorption et la perspiration liquide et gazeuse s'y opèrent imparfaitement, d'une manière irrégulière et critique. La qualité des sécrétions est viciée. Il en résulte que l'économie générale est troublée. Les produits qui devaient être éliminés par cet émonctoire séjournent dans le sang, et en altèrent la composition. La pénétration de l'air, du calorique, de la lumière est en quelque sorte interceptée, et l'action végétative de ces agents s'en trouve amoindrie.

Le bain place la peau dans des conditions plus favorables. Il détache les produits de sécrétion qui obstruaient les pores, et rend ainsi la membrane plus perméable. L'excitation provoquée par la chaleur de l'eau développe sa vitalité ; les réactions déterminées par l'impression subite de l'eau froide mettent en jeu ses forces organiques ; l'eau tiède adoucit l'irritabilité ou tension nerveuse dont la peau est parfois le siége. Ainsi peuvent être régularisées les fonctions de cet organe.

Là ne se borne point l'action du bain. L'eau minérale est absorbée en quantité variable suivant l'aptitude propre à chaque individu, suivant aussi la température du bain. Cette eau introduite dans le sang y réagit d'une manière particulière sur les humeurs et les tissus. La chaleur des eaux n'agit pas seulement sur la peau ; mais elle transmet son influence à tout le système nerveux, et modifie secondairement les actes vitaux de circulation, de respiration et de sécrétions diverses.

Pour bien connaître ces modifications, il faut les observer séparément dans chaque variété de température où l'on peut prendre les bains.

Nous les distinguerons sous ce rapport en quatre espèces :

1° le *froid*, de 10° à 20° R. — 2° le *frais* ou *tiède*, de 20° à 26° R. — 3° le *tempéré*, de 26° à 29° R. — 4° le *chaud*, de 29° à 35° R.

Nous avons donné plus de latitude qu'on n'en accorde généralement à la limitation thermométrique assignée à chacune de ces divisions, parce que nous avons reconnu que le thermomètre n'offrait pas toujours un moyen rigoureux d'apprécier les effets produits par la chaleur. Le même bain peut être chaud pour l'un et froid pour l'autre. La susceptibilité individuelle pour le calorique est en effet très-variable; on peut bien jusqu'à un certain point la prévoir par la considération du tempérament, de l'âge, des habitudes, ou de l'état de maladie; mais on ne saurait rien affirmer de positif. L'expérience seule doit en décider; la sensation est le meilleur thermomètre.

Ainsi, au lieu d'imposer telle ou telle température, il faut, si l'on veut obtenir les effets du bain tiède, recommander au malade de se placer dans un bain qui ne produise aucune impression de chaud ni de froid, ou mieux, l'impression d'une fraîcheur agréable.

Le bain tempéré sera celui qui, à quelle température que ce soit, fera éprouver une sensation de chaleur bien prononcée, mais encore agréable. Enfin, le bain chaud donnera la sensation d'une chaleur vive.

Cette division n'est ni arbitraire, ni futile; elle repose sur des données physiologiques positives, et elle sert de base à la médication. Ces quatre espèces de bains ne sont pas, en effet, les degrés d'une même action; ils ont chacun une spécialité, et remplissent des indications tout-à-fait distinctes.

1° *Bain froid*. Jusqu'à présent, nous n'y avons eu recours que d'une manière exceptionnelle. Les réactions que nous cherchions à provoquer par le froid, étaient obtenues de préférence avec la douche russe. Cependant, les bons résultats que j'ai

retirés de ce dernier moyen, m'encouragent à user plus largement des ressources de l'hydrothérapie, et à combiner plus
souvent avec nos eaux thermales l'usage des bains froids. Il ne
sera donc pas hors de propos d'en faire connaître ici les effets.

En entrant dans un bain froid, on éprouve un saisissement
général désagréable, qui prend un caractère d'anxiété pré-
cordiale au moment où l'impression du froid s'exerce sur le
ventre et la poitrine. La peau se crispe et prend l'aspect de
chair de poule ; elle se décolore, ou se couvre de marbrures
violacées. Les membres sont agités par le tremblement con-
vulsif qui constitue le frisson. Le pouls devient petit et fréquent,
les battemens du cœur tumultueux, la respiration précipitée,
irrégulière, suspirieuse, il y a même de l'oppression. La vessie
se contracte et donne lieu à des envies d'uriner. Ces premiers
phénomènes résultent de la secousse éprouvée par le système
nerveux qui, surpris par une cause délétère, — la soustraction
brusque de la chaleur animale, — réagit d'une manière désor-
donnée dans tous les appareils organiques. Cet état de spasme
dure plus ou moins longtemps, suivant le degré d'abaissement
de la température du bain, et la force de résistance au froid
particulière à l'individu. Il peut même arriver, si le sujet est
débile, ou l'eau très-froide, que cette période de concentration
se prolonge ; alors le malaise augmente, la tête s'embarrasse,
il survient des crampes, de l'engourdissement, le pouls devient
plus petit, irrégulier, et certainement la mort terminerait
cette scène si l'on ne se hâtait de soustraire le corps à cette
action déprimante. Mais si l'eau est modérément froide et le
sujet robuste, les actes organiques se régularisent, l'anxiété
disparaît pour faire place à un sentiment de bien-être et de
vigueur ; le pouls se relève un peu, tout en restant fréquent.
Ces bonnes dispositions persistent un temps plus ou moins long ;

mais le frisson et le malaise primitif reparaissent, et il faut se garder de continuer l'expérience.

On comprend que le laps de temps et le degré de froid nécessaires pour produire ces effets, sont extrêmement variables ; ils dépendent de la susceptibilité individuelle très-diverse à cet égard.

Les effets immédiats du bain froid ne sont pas les seuls à considérer ; il en est de consécutifs qui offrent un plus grand intérêt ; ils consistent dans les phénomènes de réaction et dans le développement du calorique animal. Quand on est sorti du bain froid, la peau s'échauffe, rougit, le sang y afflue avec d'autant plus d'impétuosité qu'il en a été refoulé plus vivement. Le pouls se développe, et souvent la sueur apparaît. En général, cette réaction est très-prononcée lorsque le bain a été très-froid, de courte durée, et que le sujet est robuste.

Le but qu'on doit se proposer en administrant des bains froids, c'est de tonifier la peau, en exerçant la contractilité de son tissu, c'est de favoriser l'hématose, en activant la circulation dans les réseaux vasculaires, c'est enfin de fortifier le système nerveux en développant la puissance de caloricité.

Pour atteindre ces résultats, il faut que les bains froids soient répétés fréquemment, et qu'on en obtienne de vives réactions. Quand l'expansion périphérique est indécise, imparfaite, ce qui a lieu chez les sujets faibles, il faut la seconder par des frictions énergiques, et par l'exercice au soleil. On peut éprouver l'aptitude des individus, et graduer les effets, en commençant par des bains moins froids et moins longs. C'est en tâtonnant, en marchant avec méthode et circonspection que l'on parvient à faire supporter aux personnes délicates et nerveuses ce moyen actif de guérison.

C'est un tonique par excellence ; et, pris en même temps

que les eaux minérales, il me semble devoir être précieux dans
certaines circonstances pour contrebalancer l'influence éner-
vante de la médication thermale. Il ne saurait contrarier les
effets de cette dernière, car son action est purement dynamique,
et l'on n'y voit rien qui puisse neutraliser les combinaisons
médicatrices déterminées par les principes minéraux de nos
eaux chaudes.

Ces sortes de bains froids pourraient être pris dans le milieu
de la journée, une heure avant les repas, à onze heures ou à
six heures. — Ainsi, par exemple, on se placerait pendant dix
minutes sous la chute d'eau d'un moulin, — il en est plusieurs
à proximité, — on aurait assez de temps pour faire une promenade avant de dîner. Ces exercices seraient suffisamment
éloignés des bains et des boissons du matin, pour que l'action
de ces derniers n'en fût pas dérangée.

Avant d'indiquer les cas dans lesquels les bains froids sont
utiles, et ceux où ils sont nuisibles, il importe de bien distinguer deux modes d'action que nous avons déjà fait pressentir.

Le bain très-froid et de courte durée, — il peut être avantageusement remplacé par l'application d'un drap mouillé, —
agit comme stimulant et tonique. Mais, modérément froid, et
quelque peu prolongé, il agit surtout comme sédatif, comme
calmant du système nerveux. Il semble que chez l'homme,
comme dans la nature inorganique, le calorique soit lié dans
son développement à l'électricité, ou fluide nerveux ; — si,
même, ce ne sont pas les deux manières d'être d'un seul agent.
— On comprend alors que la soustraction de l'un, affaiblisse
la surexcitation de l'autre. Cette action sédative est immédiate,
et ne serait point durable si on ne la répétait. Alors elle
devient réellement tonique. Et, en effet, le système nerveux
ne peut être calmé et raffermi d'une manière définitive que par
un traitement tonique. C'est ainsi que ces actions, distinctes

d'abord, s'enchaînent et se confondent dans leurs résultats. Ce sont deux voies pour arriver au but ; on choisit suivant les circonstances.

Les bains froids conviennent aux tempéramens lymphatiques, aux constitutions faibles, détériorées, soit naturellement, soit à la suite de longues maladies, — quand les fonctions sont languissantes, — dans ces états asthéniques, résultant d'excès de tous genres, — dans les affections nerveuses générales, hystérie, hypocondrie, etc. Prolongés pendant plusieurs heures, à une température de 18° à 20° R., ils calment et peuvent guérir les personnes atteintes d'exaltation mentale, de manie, de tremblemens convulsifs, de chorée. Ils sont nuisibles dans les cas d'altérations organiques, d'engorgement interne, chez les sujets trop délicats et trop irritables, chez les pléthoriques, disposés aux congestions sanguines, aux hémorragies, chez les personnes qui ont la poitrine suspecte, ou le cœur anévrismatique.

2° Le *Bain frais ou tiède* est très-employé, parce qu'il est le plus bénin, le plus agréable, et que les femmes, les personnes nerveuses pour lesquelles il est indiqué, sont en grand nombre à nos thermes. Il s'accommode parfaitement à la qualité douce de nos eaux ; il permet une absorption active et l'introduction dans l'économie d'une quantité de principes minéraux plus grande que dans tout autre bain. C'est surtout avec lui qu'on peut compter sur une médication minérale dégagée de l'excitation thermale.

Le bain frais, avons-nous dit, ne doit faire éprouver en y entrant aucune sensation, quelquefois seulement une légère impression de froid autour des reins, impression qui doit être supportable et ne pas donner lieu au frisson. Le degré de cha-

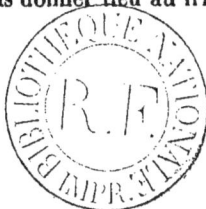

7

leur approprié à ces conditions varie de 22 à 26° R. Non pas
que l'on puisse indifféremment faire prendre au même malade
des bains à l'une ou l'autre de ces températures. — Je me suis
expliqué sur la valeur des mesures thermométriques. C'est surtout pour le bain frais qu'il importe de saisir le degré précis
de chaleur capable de déterminer les effets propres à ce genre
de bain. Un demi-degré en plus ou en moins change complètement ces effets. Ce doit être un objet d'étude et d'expérience
pour chaque personne ; et souvent quand on a fixé le degré
convenable, des dispositions accidentelles peuvent encore nécessiter des modifications. Il faut donc bien connaître les caractères spéciaux du bain frais, et les phénomènes qui doivent
s'y produire, afin de prendre pour guide l'effet physiologique, plutôt que le chiffre du thermomètre.

Dans ce bain, le corps placé dans un milieu d'une température un peu plus basse que celle à laquelle il est habitué, cède
son calorique d'une manière lente, graduelle, sans secousse et
sans réaction. Aussi, après un certain temps, la chaleur animale diminue-t-elle, les actions vitales se ralentissent ; le pouls,
lorsqu'il est accéléré, revient d'abord à son rhythme normal,
puis il diminue de fréquence, et faiblit un peu ; la respiration
est régulière, les inspirations moins nombreuses. La peau,
n'étant point stimulée par la chaleur, reste pâle, elle se détend,
devient onctueuse par la combinaison des alcalis avec l'enduit
sébacé qui la recouvre ; l'exhalation diminue, et l'absorption
augmente, ce qui donne lieu à des émissions d'urines très-
répétées.

Le bain tiède, ne déterminant aucune excitation, n'entraîne
point de fatigue ; on y éprouve plutôt une vigueur musculaire
qui porte au mouvement. Il peut être prolongé avec avantage,
deux, trois, et même quatre heures. Il est cependant·des personnes qui s'y refroidissent tellement qu'elles ne sauraient le

continuer plus d'une heure. Alors on est bien obligé d'ajouter
un peu d'eau chaude dans la baignoire, ou de passer dans une
piscine d'une température plus élevée. Mais il faut le faire avec
précaution, et rester très-peu de temps dans cette nouvelle
température, car on aurait bientôt détruit les effets sédatifs du
premier bain. Dans ce cas, il est préférable de quitter ce dernier avant que le refroidissement ne devienne intolérable, et
de le renouveler dans l'après-midi.

En général, on supporte mieux le bain frais quand on s'est
livré préalablement à un léger exercice, — on est moins fri-
leux qu'en sortant du lit.

L'effet *immédiat* de ce bain est donc la sédation ; il est calmant
et antiphlogistique. Il trouvera son indication dans les cas de
surexcitation du système nerveux ; — quand une sorte de fièvre
lente consume l'organisme ; — dans ces dérangemens de santé
si fréquens aux époques d'évolution organique, à la puberté
et à l'âge critique ; — dans les engorgemens internes, les
inflammations chroniques, où il faut laisser agir les principes
fondans des eaux, et en même temps diminuer l'excitation
morbide à la faveur de laquelle la maladie fait des progrès ; —
chez les individus en proie à une pléthore vraie ou apparente,
disposés aux congestions et aux hémorragies, alors qu'une
impulsion exagérée du cœur, et l'éréthisme des vaisseaux
donne à toute la circulation et au système nerveux une exaltation très-grande. Cette disposition que j'observe souvent chez
les adultes ne me paraît pas avoir été suffisamment indiquée par
les auteurs ; elle est cependant intéressante, car elle précède
de quelques années l'invasion des plus graves accidens céré-
braux ; elle leur survit souvent, et laisse craindre alors une
prochaine rechute. Le bain frais prolongé est le meilleur moyen
de lutter contre cette fâcheuse tendance.

L'effet *consécutif* du bain frais est tonique, il développe

l'appétit. Le sentiment de bien-être qu'on y éprouvait se prolonge, on se sent rafraîchi, plus souple. Les fonctions nutritives
sont régularisées et plus actives. Aussi, le conseille-t-on dans
l'anémie et l'asthénie, c'est-à-dire aux personnes dont le sang
est appauvri et les forces épuisées. Il convient précisément dans
les cas où l'eau froide n'est pas applicable, — chez les vieillards
et les individus trop faibles pour qu'on puisse compter sur une
réaction.

3° Le *Bain tempéré* est compris entre 26 et 29° R.; dans ces
limites on éprouve ordinairement une sensation de chaleur
agréable; aussi, est-il choisi comme bain usuel de propreté, et
lorsqu'il n'y a point d'indication thérapeutique à remplir.

Cependant, il ne faut pas s'y méprendre; quoique cette
température se trouve en rapport avec celle du sang, et même
au-dessous, elle détermine une certaine excitation vasculaire.
La chaleur du sang étant de 30° R. ou 37° centigrades, dans
un bain à 36° centigrades, le pouls s'accélère constamment de
quelques pulsations. A 38° centigrades, il augmente de quinze
à dix-huit pulsations à la minute. Il est plein, large et mou.
On peut voir par là que ce n'est pas, comme on l'avait cru, le
mouvement d'équilibre du calorique extérieur et intérieur qui
produit directement les modifications observées dans l'économie. La transmission de la chaleur ne se fait point dans les
corps organisés, comme dans les corps bruts; il y a dans les
premiers une puissance productrice indépendante, qui n'est
point soumise aux lois ordinaires de propagation. Le système
nerveux est l'agent principal de cette puissance; aussi les
impressions qu'il reçoit sont-elles des causes très-influentes des
modifications apportées dans la chaleur animale. Dans l'action
du calorique sur le corps vivant, il n'y a donc pas pénétration
de cet agent, mais seulement impression sur le système nerveux

périphérique. Là s'arrête cette action ; les modifications ulté-
rieures sont produites par le système nerveux lui-même, ou
plutôt par les actions organiques qu'il régit. La stimulation
qu'il a éprouvée retentit dans tout l'appareil, et active les
sources de la caloricité. Cette stimulation se produit dans un
bain à 35° centigrades, c'est-à-dire au-dessous de la chaleur
normale du sang, ce qui prouve seulement que ce bain
constitue un milieu d'une température plus élevée que celui
auquel est habituée la peau de l'homme.

Le bain tempéré produit donc sur le système nerveux une
excitation modérée qui élève l'organisme au ton d'une fièvre
légère. La circulation et la respiration sont un peu activées.
La peau ne se colore et ne se congestionne pas d'une manière
sensible ; elle se détend, se ramollit, l'absorption s'y fait assez
activement ; aussi, les urines y sont-elles abondantes ; — les
membres ont plus de souplesse ; — les aptitudes génératrices
sont plus prononcées que dans les bains froids ou frais. A la
vérité les effets consécutifs sont inverses. A la suite des bains
chauds et tempérés, les ardeurs de procréation sont sensiblement calmées, et on finit même par éprouver un certain
amollissement.

Cette différence entre les effets immédiats et consécutifs
s'observe également à l'égard des forces musculaires. Quand le
corps est très-fatigué, les bains froids ou même frais seraient
difficilement supportés, tandis que les bains chauds ou tempérés
délassent positivement. S'il est permis de citer cet exemple,
je rappellerai que l'instinct porte les chiens, après une chasse
prolongée, à se rapprocher du foyer le plus ardent. Mais
il n'est pas douteux que les bains chauds, pris d'une manière suivie, énervent et amènent un état de langueur, d'abat-
tement qui persiste quelque temps. Au contraire, les bains

froids laissent à leur suite une vigueur et une virilité incontestables.

On peut faire durer le bain tempéré une heure et demie et deux heures avec avantage.

C'est celui dont les indications se présentent le plus souvent. On y goûte cette volupté spéciale, si bien appréciée des paresseux qui se délectent le matin dans la molle tiédeur d'un bon lit. — Une chaleur douce et agréable enveloppe le corps ; — les forces languissantes sont ranimées par une stimulation faible, soutenue, régulière ; — il y a une sorte d'expansion, d'épanouissement de tous les organes ; — la vie semble se dilater et se développer, comme dans l'œuf placé sous une couveuse. On ne saurait, en effet, mieux comparer l'action du bain tempéré qu'à l'*incubation*. Les conditions physiques sont les mêmes : — uniformité et modération dans la pénétration du calorique ; — les effets physiologiques doivent être analogues : — les transformations organiques s'exécutent mieux, — les forces vitales sont aidées, régularisées, elles se débarrassent plus facilement des causes délétères.

Ce genre de bain conviendra aux constitutions faibles et aux tempéramens lymphatiques, chez lesquels les mouvemens vitaux sont lents, embarrassés. — Quand il y a une mauvaise répartition des fluides nerveux et sanguins, lorsque des congestions s'effectuent sur certains points, comme cela arrive dans l'âge critique, le bain tempéré rétablit l'équilibre dans les fonctions.

— On voit souvent des individus tourmentés par une irritabilité nerveuse incohérente qui se traduit en souffrances vagues et fugaces ; cette mobilité des nerfs est détruite par un certain degré d'excitation vasculaire, en vertu de l'axiome : *Febris spasmos solvit.*

— Quand la nature n'est plus assez puissante pour opérer la résolution des inflammations chroniques, des engorgemens internes, rebelles aux remèdes, — sur lesquels l'économie s'est en quelque sorte blasée, — le bain tempéré vient donner un coup de fouet à la puissance médicatrice, et déterminer le départ vers la guérison.

On peut juger par ces aperçus combien sont nombreuses les indications de ce genre de bain.

4° Le *Bain chaud* doit faire éprouver une sensation de chaleur vive et saisissante. Dans ce but, la température de l'eau peut être portée de 30° à 36° R. Les phénomènes qui se produisent dans ce bain sont très-remarquables : gonflement général, rougeur de la peau, sueurs, distension des veines, battemens des artères, vitesse, concentration, dureté du pouls, congestions sanguines vers les principaux viscères, palpitations, angoisses, oppression, irrégularité et accélération des mouvemens respiratoires, étourdissemens, tintemens d'oreille. Tous ces symptômes se réduisent à une seule action, l'exaltation des fonctions circulatoires. La peau est le siége d'une forte fluxion ; elle est le point d'application de l'excitant; c'est sur elle que s'opère le travail de réaction le plus énergique, c'est là où l'orgasme vasculaire est le plus développé.

Cependant, il retentit partout, et les hémorragies cérébrales ou pulmonaires, qui sont parfois la conséquence d'une administration imprudente de ces bains, indiquent suffisamment que, pour être moins évidentes, les congestions internes existent également.

Pour lutter contre l'influence délétère d'un calorique excessif, la nature développe ses moyens de refroidissement. Les transpirations pulmonaires et cutanées sont les sources les plus actives de déperdition de la chaleur animale; le système circulatoire réagit énergiquement, afin que, dans un temps donné, une plus grande masse de sang se présente aux surfaces d'évaporation.

Dans le bain chaud, l'exhalation cutanée est donc très-abondante, et l'absorption presque nulle. La sécrétion urinaire en est proportionellement diminuée.

Ce bain ne doit pas être continué longtemps, une demi-heure suffit en général pour produire tout l'effet désirable; le prolonger davantage, serait s'exposer sans bénéfice aux accidens dont les plus fréquens sont les vertiges, la syncope, et ultérieurement la céphalagie et l'accablement. Il est cependant des personnes, — ce sont surtout les habitans de la campagne, — qui y restent deux heures et davantage. Il est vrai, qu'étant moins impressionnables, il faut plus de temps au calorique pour amener leur système nerveux au degré d'excitation nécessaire.

Le but qu'on doit se proposer dans l'usage du bain chaud, c'est d'exciter fortement la peau, et de provoquer d'abondantes sueurs. Or, il est préférable, aussitôt que la fièvre thermale est arrivée à son complet développement, de se retirer, et d'entretenir dans un lit le mouvement sudorifique.

Il y a des circonstances où l'on ne veut que développer la vitalité de la peau chez les sujets faibles; il faut administrer un bain très-chaud à 36 ou 37° R. de quelques minutes seulement. C'est en sortant de ce bain qu'on se trouve bien de faire appliquer sur le corps le drap mouillé d'eau froide. Ces transitions brusques exercent la contractilité de la peau, et fortifient son tissu.

A part les cas où l'on recherche surtout la sudation, cette pratique devrait être généralement suivie; car elle aurait pour résultat de s'opposer aux conséquences fâcheuses des bains chauds qui finissent par débiliter et faire perdre l'appétit.

On a recours aux bains chauds dans les rhumatismes chroniques, articulaires et sciatiques, dans les engorgemens scrofuleux, les maladies cutanées rebelles, les paralysies anciennes qui ne dépendent pas de lésions cérébrales. Dans toutes ces affections, il faut exciter fortement la peau, soit dans un but de révulsion, soit pour rétablir les fonctions de transpiration ; il faut activer le cours du sang dans les vaisseaux, pour déblayer les tissus engorgés; il faut enfin stimuler le système nerveux pour y ranimer une vitalité qui s'éteint. Le bain chaud remplit ces indications, il appelle et retient dans les réseaux vasculaires du tégument une grande quantité de liquides; l'évaporation de la sueur est activée, les canaux sanguins se dilatent et réagissent sur le fluide qui les parcourt, les globules rouges pénètrent et vont donner la vie dans les tissus engourdis où n'arrivait plus que la lymphe.

Les contre-indications du bain chaud sont faciles à saisir. S'il y a dans un parenchyme quelconque : cerveau, poumon, etc., une altération telle que l'on puisse craindre une rupture par l'effort du sang, ou s'il y a une irritation locale susceptible de s'exaspérer et de maintenir une congestion, ou enfin s'il y a quelque dérangement dans la machine circulatoire, — rétrécissement des soupapes, insuffisance du piston, — dans tous ces cas, le bain chaud peut déterminer des accidens funestes.

Bains composés. Nous avons posé les principales indications qui se rattachent aux bains, en ne tenant compte que de la chaleur. C'est la seule chose, en effet, que nous puissions modifier. La composition chimique des eaux est toujours à peu près la même, et ne permet guère d'en varier les applications thérapeutiques.

Si, d'une part, l'eau la plus chaude est la plus riche en minéraux, l'absorption s'y fait moins activement que dans l'eau tiède où la dissolution saline est plus faible.

Ainsi donc, au point de vue de la minéralisation, nous avons peu de chose à signaler. Nos eaux ne sont pas assez chargées de substances minérales pour qu'il y ait lieu d'en diminuer l'action par le mélange d'eau simple de fontaine; seulement on peut l'adoucir par l'addition d'amidon, de gélatine, de farine de lin, etc.

Il m'arrive parfois d'altérer la composition de l'eau thermale pour satisfaire à des indications particulières. Ainsi, chez les scrofuleux je fais ajouter une ou deux livres de sel commun dans un bain chaud; de la sorte, on corrige l'action relâchante que pourraient avoir nos eaux sur les chairs molles et lymphatiques.

Dans quelques irritations cutanées, et certains engorgemens viscéraux, on peut rendre les bains plus alcalins en y ajoutant 500 grammes de carbonate de soude.

Enfin, dans les affections dartreuses, j'observe que la combinaison des bains thermaux ordinaires avec des bains rendus sulfureux par l'addition d'une ou deux onces de sulfure potassique, produisent de bons résultats; — meilleurs que par l'administration isolée de l'un ou l'autre. — Je fais alterner l'usage de ces bains; mais si le sujet est robuste, que son séjour doive être de courte durée, je fais prendre le bain naturel le matin et le bain artificiel le soir.

Bains en piscines. Le bain peut être pris isolément dans une baignoire, ou en commun dans les piscines. Le choix est déterminé le plus souvent par des motifs de convenance ou de répugnance individuels; cependant, il n'est pas toujours indifférent.

En général, les bains de piscine sont préférables, parce que la température y est maintenue constamment au même degré. Cette circonstance fait des bains thermaux administrés près des sources un moyen spécial, qui ne peut être imité par les bains domestiques, quelque précaution que l'on puisse prendre d'ailleurs. L'eau qui remplit les bassins, incessamment renouvelée par des sources, dont la température est fixe, exerce sur la peau une action toujours égale. C'est en cela que la chaleur des eaux se rapproche de la chaleur animale. Ce qui fait paraître celle-ci plus douce et plus pénétrante, c'est que l'impression reste constamment la même, aussi forte au commencement qu'à la fin de son application.

Dans une baignoire, la stimulation vive qu'on éprouve au moment où l'on se plonge dans l'eau chaude, va s'affaiblissant peu-à-peu, jusqu'à produire une sédation, dont les effets détruisent entièrement la première action. Dans un bassin, au contraire, l'excitation est lente, continue, elle s'étend et s'équilibre partout.

Dans les piscines, la masse d'eau exerce sur le corps une pression plus considérable, et les principes minéraux, sans cesse reproduits, sont absorbés en plus grande quantité.

L'eau des sources arrive directement, sans avoir séjourné dans les tuyaux et les réservoirs, où elle peut perdre quelque chose de ses principes volatils.

Est-il besoin d'ajouter que l'agrément d'une société aimable permet de prolonger sans fatigue et sans ennui le séjour dans les bains ?

On fait cependant aux bains collectifs diverses objections. On dit, par exemple, qu'il est impossible d'y adapter la température à la susceptibilité individuelle. Nous répondrons d'abord qu'il y a des bassins différemment gradués, qui s'approprient aux indications les plus générales. Ainsi, au Bain de la promenade, il y a des bassins à 25° — 27° — et 29° R. Au Bain-Romain, il y a 26° — 28° — et 31° R. Les personnes qui ne trouveront pas dans l'une ou l'autre de ces piscines la température qui leur convient devront se baigner dans une baignoire.

Il en sera de même de celles chez qui la mobilité nerveuse très-grande peut faire varier chaque jour l'aptitude à la chaleur du bain. Pour celles-là, l'impression est la seule règle. Mais je dois les prévenir qu'elles s'exposent à des mécomptes, si après avoir adopté un degré, elles ne le maintiennent pas, le thermomètre à la main, en ajoutant de temps en temps la petite quantité d'eau chaude suffisante. Il faut du soin et de l'exactitude dans cette surveillance ; et c'est parce qu'ils font le plus souvent défaut, que j'ai moins de confiance dans les effets du bain particulier. — On veut renouveler son bain ; on ouvre les deux robinets ; on s'aperçoit qu'il y a trois ou quatre degrés de trop, on évacue et on ajoute de l'eau froide ; alors c'est un ou deux degrés de moins. Et il y a des baigneurs qui répètent ces fausses manœuvres plusieurs fois pendant la durée de leur bain. Quels bons résultats peuvent-ils en attendre ?

On objecte aussi que dans les piscines l'eau est souillée par des mélanges de toutes sortes qui doivent en altérer la composition. Théoriquement, je reconnais dans ce motif quelque chose de plausible, mais l'expérience en démontre le peu de valeur. La cause la plus ordinaire de répugnance, c'est la crainte de la contagion des maladies si diverses auxquelles l'eau peut servir de véhicule.

Cette crainte est entièrement illusoire. D'abord, on a toujours soin d'écarter des bassins toutes les maladies réputées contagieuses ; et ensuite, il est certain qu'on n'a jamais observé d'accidens provenant de cette origine.

Le bruit, le mouvement qui se fait dans les salles communes, l'abondance des vapeurs et la chaleur qui règnent quelquefois dans l'atmosphère, peuvent rendre le séjour des piscines insupportable à certaines organisations délicates. Dans la baignoire, on jouit d'une tranquillité plus grande, et, il faut le reconnaître, c'est une condition nécessaire dans bien des cas.

Bains partiels. Il est des circonstances dans lesquelles on limite l'action du bain à quelques parties du corps.

Ainsi, dans le *demi-bain*, on ne laisse arriver l'eau que jusqu'à la ceinture. On est bien forcé de s'en tenir là, quand il y a de la gêne dans la respiration, — que cette gêne provienne d'une affection du poumon, du cœur, ou des parois thoraciques. — De même, pour éviter la céphalagie chez les individus sujets aux congestions cérébrales, je recommande surtout dans le bain chaud de n'y entrer que graduellement, et d'y rester debout la plus grande partie du temps, et même en ayant soin de tenir sur le front des compresses d'eau fraîche.

Les personnes à poitrine faible, qui prennent des demi-bains tempérés, doivent envelopper le cou et les épaules d'un mouchoir de grosse flanelle.

Dans le *bain de siège*, l'eau n'agit que sur le bas-ventre et la partie supérieure des cuisses. Il n'est guère employé chez les hommes, mais il est d'une grande utilité chez les femmes pour combattre certaines perversions des organes utérins. L'appareil nécessaire pour cet usage est une cuvette dans laquelle s'engage le siège, le dos renversé sur un fauteuil, et les pieds relevés sur un tabouret. La condition essentielle de ce genre d'appareil, c'est qu'un courant d'eau arrive constamment dans le fond, et qu'un déversoir soit placé à un certain niveau. On peut de la sorte maintenir une température invariable.

Tantôt l'eau sera très-chaude, à 34 ou 36° R., quand on voudra déterminer une fluxion, exciter la vitalité au sein de ces organes inertes et languissans qui retiennent tant de jeunes filles dans un état de chlorose et d'hystérie.

Tantôt, l'eau sera très-froide, et l'application de courte durée, quand on voudra arriver au même résultat par une voie différente, suivant un des procédés le plus usités de la médecine hydropathique.

Tantôt enfin, et c'est le cas le plus ordinaire, l'eau sera tiède, de 18 à 22° R., et ce bain de siége durera de quinze à vingt minutes, quand on voudra combattre une irritation, une inflammation chronique de la matrice ou de ses dépendances. Le ton et la sédation apportées dans ces parties seront mainte-nues par le repos.

Lisfranc a beaucoup discrédité ce genre de bain, et à sa suite bien des médecins le repoussent aujourd'hui d'une manière absolue. Le motif de leur proscription, c'est qu'au lieu d'être antiphlogistique et calmant, il congestionne et irrite les organes du bas-ventre. Cela peut être vrai quand on ne détermine pas d'une manière précise la température et qu'on fait prendre un bain de siège chaud ou tempéré, alors qu'il devrait être frais; mais en observant avec soin les prescriptions que nous avons formulées, je maintiens que c'est un moyen très-avantageux.

Les *bains de pieds* sont d'un usage assez fréquent : 1° Comme moyen de dérivation, dans les dispositions congestionnelles des organes sus-diaphragmatiques, dans les maux de tête, les oppressions, etc. 2° Comme moyen de fluxion dans les anémies des organes sous-diaphragmatiques, dans les aménorrhées avec disposition si habituelle au refroidissement des extrémités inférieures.

On prend les bains de pieds avant les repas, quelquefois avant et après les grands bains. Il ne faut pas les prolonger trop longtemps, ni les prendre trop chauds dès le début, on risque-rait de provoquer une réaction vers les parties supérieures.

Je n'ai rien à dire des *Manuluves*; ils sont très-peu em-ployés.

RÈGLES GÉNÉRALES POUR L'USAGE DES BAINS.

Les bains se prennent ordinairement le matin, depuis quatre, jusque neuf heures. Dans certains cas exceptionnels, chez les sujets trop faibles, on peut les faire prendre de quatre à six heures du soir.

Il est essentiel de ne pas déranger ses habitudes de sommeil.

On supporte mieux les bains tièdes après avoir fait d'abord une petite promenade.

Quand on prend des bains chauds, il faut attendre que la fraîcheur du matin soit dissipée, pour ne pas s'exposer à un refroidissement funeste.

Un seul bain suffit dans la journée. Ceux qui pensent hâter leur traitement en doublant le nombre ou la durée du bain font un faux calcul. Ils provoquent souvent une excitation trop forte, qui nécessite un repos de plusieurs jours. Nous avons indiqué les cas dans lesquels il y a avantage à partager le bain en deux temps.

Pendant la période menstruelle, les femmes devront s'abstenir des bains, toutefois, lorsque l'écoulement est difficile, douloureux, il est facilité par un bain tempéré; il peut être rendu plus abondant par un demi-bain chaud.

Il serait à désirer que chaque baigneur fût vêtu pour se rendre au bain d'un peignoir en flanelle et d'un pantalon à pied de la même étoffe. Une robe de chambre ou un manteau compléteraient l'habillement commode avec lequel on ferait le trajet de l'hôtel à l'établissement. Ce vêtement est surtout indispensable à ceux qui font usage des bains chauds, des douches, ou des étuves; ils peuvent le conserver en se recouchant et ne pas interrompre la transpiration commencée.

Pour le bain lui-même, on doit donner la préférence à la robe de grosse toile grise qui, s'appliquant moins exactement sur la peau, permet à l'eau de se renouveler et d'agir directement.

Il ne faut entrer dans le bain que peu à peu, en accoutumant le corps à l'impression de la chaleur.

Dans l'eau on devra exercer des frictions sur les parties souffrantes, principalement sur le ventre.

Certaines personnes ne peuvent pas uriner dans le bain, soit par faiblesse des organes, soit par un sentiment d'appréhension morale, elles doivent alors se baigner dans un cabinet et se lever hors de l'eau pour satisfaire ce besoin.

Un malheureux usage s'est établi dans nos thermes, c'est de se faire apporter à déjeûner dans le bain. Sans doute cela devient nécessaire lorsque la durée de ce dernier se prolonge trop, et qu'on éprouve une faiblesse et des tiraillemens d'estomac, ou enfin qu'on a l'habitude de manger de très-bonne heure ; mais dans la généralité des cas, on se trouverait mieux de ne prendre ce repas qu'en rentrant à la maison.

Après le bain, il convient de se recoucher pendant une heure, afin de laisser agir les eaux dans le calme et le recueillement. Ce précepte n'est pas absolu : après les bains frais, on peut se promener lentement, aller et venir dans la maison ; les personnes sujettes aux maux de tête, ou qui doivent éviter les sueurs, feront bien de rester quelque temps assises dans un fauteuil, dans le silence et l'oisiveté. Mais après les bains chauds, les douches, ou les étuves, il est de rigueur de favoriser et d'entretenir la transpiration. A cet effet, on a dû se hâter de rejoindre son lit préalablement bassiné, ou mieux, dans lequel on a laissé séjourner un réchaud placé dans un moine. On se couvre bien, et on prend une tasse de lait ou de potage. On peut rester ainsi une heure ou deux dans la sueur.

Il est très-important, dans cet état, de ne pas se laisser aller au sommeil, car on se réveillerait certainement avec un mal de tête, qui persisterait plus ou moins de temps. Quoique moins fâcheux après les bains frais et tempérés, le sommeil supplémentaire, et en quelque sorte forcé, que l'on prend pendant le jour, peut cependant encore devenir nuisible. On ne le permettra que dans les cas d'extrême faiblesse, ou après une nuit d'insomnie.

Comme nous l'avons dit, au point de vue médical, les différences dans la nature des bains reposent seulement sur les variations de température. Le choix entre les piscines du Bain-Romain et du Bain de la promenade est déterminé le plus souvent par des considérations de convenance de société. Dans le premier établissement, les prix sont un peu plus élevés, ce qui éloigne les gens parcimonieux ; dans le second, les bassins sont plus encombrés, ce qui éloigne les gens plus habitués à la propreté. Mais il n'y a pas de propriétés spéciales attachées à tel ou tel bassin. Dans le Bain-Romain, l'eau des piscines et l'air de la salle sont plus chauds ; — cette circonstance peut le faire préférer ou rejeter suivant les cas.

Les règlemens exigent qu'avant d'être admis dans les piscines, on ait préalablement pris un bain de propreté dans une baignoire. Cette garantie donnée au public est trop souvent regardée comme une mesure réglementaire, sans importance. Elle en a cependant une assez grande ; non pas tant dans l'intérêt du public, que dans celui du baigneur lui-même. Beaucoup de personnes se persuadent qu'il suffit de séjourner quelque temps dans l'eau chaude, sans se frictionner, pour en sortir parfaitement propre. C'est une illusion. Je sais des baigneurs qui seraient bien surpris, à la fin de leur saison, s'ils étaient soumis à un vigoureux nettoiement, de se voir dépouiller, comme un poisson qu'on racle, d'une grande quantité

8

de débris plus ou moins écailleux. Indépendamment de la malpropreté apparente, la peau est recouverte de lamelles épidermiques, et de sécrétions graisseuses, que l'eau ne saurait dissoudre, et que le frottement seul peut détacher. Cet enduit ferme les pores, et s'oppose à l'absorption de l'eau minérale. Si l'on veut retirer quelque profit de ses bains, il faut donc commencer par *décaper* la peau. Je regarde cette sorte de *décapage* comme une opération fort utile. Je fais placer le patient dans un bain de 30° R. pendant une demi-heure environ ; puis une personne de service, la main armée d'un gant de crin, exerce sur toute la surface du corps d'énergiques frictions, jusqu'à ce que la peau, devenue lisse et brillante, ne laisse plus échapper la moindre parcelle étrangère. On termine par une douche, de quelques minutes, presque froide.

Il est bon de renouveler cette opération deux ou trois fois pendant le cours de la saison pour entretenir l'intégrité des fonctions absorbantes.

§ III.

DES DOUCHES.

La douche est la projection d'une colonne d'eau sur quelque partie du corps.

· Elle est d'un usage très-général dans notre établissement. Elle complète la médication des eaux. Les boissons et les bains agissent sur l'ensemble de l'économie, et modifient les maladies d'une manière détournée. Les douches agissent directement comme résolutives, excitantes, ou dérivatives; — c'est un agent de stimulation locale.

Son action dépend de trois circonstances principales : la composition minérale de l'eau, son degré de chaleur, et la nature du choc imprimé au corps.

De ces trois circonstances, la première exerce assez peu d'influence ; l'eau n'est mise en contact qu'avec une partie restreinte, pendant trop peu de temps, et dans de mauvaises conditions d'absorption. Restent le calorique et la percussion dont on peut varier les effets suivant plusieurs procédés.

Ainsi, le degré de chaleur de l'eau, la hauteur de la chute, la charge donnée au réservoir, le diamètre et la disposition de l'orifice d'écoulement, sa direction, la durée de la douche, l'époque de son administration, le mode d'application, — toutes ces conditions sont susceptibles d'être modifiées, combinées de bien des manières. Chacune d'elles constitue un moyen à part, qui a son mode d'action, et s'adapte à des indications spéciales.

Nous allons successivement les passer en revue, signaler les particularités qui s'y rattachent, et faire connaître le mécanisme des différentes douches.

Dans un récipient conique, viennent aboutir deux tuyaux, l'un d'eau chaude, l'autre d'eau refroidie. Ils sont munis chacun d'un robinet servant à régler leur quantité réciproque, suivant les indications d'un thermomètre nageant dans le mélange. Au fond du récipient s'ouvre un tuyau qui se dirige perpendiculairement au milieu de la voûte d'un cabinet, où se trouve le malade assis sur un tabouret, à demi-couché dans un réservoir d'eau chaude, ou sur un lit de sangles. A l'orifice inférieur du tuyau s'adaptent divers ajutages percés d'un ou plusieurs trous de dimensions variées. — Telle est la douche primitive, c'est la plus économique, c'est aussi la plus usitée.

Au Bain de la promenade, il y en a trois disposées de cette manière et qu'une seule personne dirige facilement. Au n° 1, le fond du récipient est à 2^{m}80 du sol ; l'orifice d'écoulement a 7 millimètres. — Au n° 2, la distance est de 3^{m}40, l'ouverture de 9 millimètres. — Au n° 3, la distance est de 3^{m}50, l'ouverture de 11 millimètres. On possède ainsi trois douches d'une force graduée. L'inconvénient de ce procédé, c'est que le malade est obligé de se doucher lui-même, c'est-à-dire de varier ses positions, et d'être toujours en mouvement, afin de faire parcourir à la douche toutes les parties souffrantes. Il le fait souvent maladroitement, il se fatigue, ses membres sont dans un état de tension défavorable. Je réserve donc ces douches pour les personnes qui en ont l'expérience, et qui d'ailleurs sont fortes, libres de leurs mouvemens, et n'ont qu'une partie peu étendue, ou facile à doucher.

. Dans les circonstances opposées, on a recours à la douche *Tivoli*. Le patient est couché sur un lit de sangles, et un servant dirige le tuyau mobile sur tous les points qu'on lui désigne. Au lieu de tomber par son propre poids, l'eau peut être lancée par une pompe foulante à jet continu ; elle acquiert ainsi une impulsion plus énergique, et les petits filets qui s'échappent d'un orifice en arrosoir, loin de se diviser en gouttes, se maintiennent en minces filets, et viennent agir sur la peau comme un faisceau d'épingles.

DE LA CHALEUR DES DOUCHES.

On peut se servir de l'eau à tous les degrés, depuis 12° R. jusqu'à 40° R.

1° La *douche froide* employée en arrosoir pendant plusieurs minutes constitue la *douche russe*. On y a recours, soit après les étuves et le bain chaud pour fortifier le tissu cutané, soit pendant le cours de la journée pour rendre le ton et la vigueur aux organes, et déterminer les réactions par l'exercice auquel on se livre ensuite.

2° La *douche écossaise*, — schub-bath, — ou douche de surprise, est une averse d'eau froide tombant avec fracas pendant une demi-minute seulement. Le malade est enveloppé subitement, par des torrens de pluie qui le saisissent et le suffoquent; il éprouve un tremblement nerveux et une angoisse qui deviendraient intolérables s'ils se prolongeaient. Immédiatement après, on s'habille à la hâte, on marche à grands pas, et une vive réaction s'établit bientôt. Dans les névroses, hystérie, hypocondrie, etc., on en retire de bons effets.

3° La *douche froide en colonne* est dirigée sur les reins dans certaines affections utérines, sur les jointures après quelques entorses, sur les membres comme fortifiant du système musculaire. En général , je ne descends pas au-dessous de 15° R. et la durée n'excède pas huit minutes.

4° La *douche alternative* , — que l'on nomme Écossaise dans certains établissemens, — consiste en deux jets, l'un d'eau chaude, l'autre d'eau froide, alternativement dirigés sur quelque partie du corps. Le doucheur commence par la chaude; quand la peau rougit, il la remplace par la froide, et successivement ainsi pendant dix minutes ou un quart d'heure. Je recommande de faire prédominer la chaude au commencement et la froide à la fin. Ces transitions sont assez désagréables , mais elles produisent un résultat avantageux. La peau se congestionne, sa vitalité se développe. C'est un bon moyen de réveiller les fonctions languissantes , dans l'aménorrhée , dans l'atonie des organes digestifs. Il détermine une pertubation qui peut modifier la sensibilité pervertie dans diverses névroses.

5° La *douche chaude* est le plus employée. La température la plus élevée que l'on puisse supporter est 39 à 40° R. Tel est le degré de la douche du *Robinet de fer*.

C'est une source qui tombe naturellement de la hauteur d'un mètre au fond d'une cuvette. La première impression est celle d'une brûlure; aussi, est-on obligé de se retirer à chaque instant. Peu à peu, la peau s'habitue à cette chaleur, et on finit par supporter l'irrigation continue pendant un quart d'heure. Il est cependant des personnes chez lesquelles cette douche reste intolérable et détermine la vésication. On peut interposer un linge, ou diviser le jet en arrosoir. La peau se gonfle et rougit fortement, il semble que le calorique pénètre à l'intérieur. On éprouve un frémissement et un engourdissement qui persistent quelque temps après.

C'est un puissant moyen d'excitation locale dans les tumeurs blanches, les vieilles entorses, les sciatiques rebelles, etc.

Ici, c'est la chaleur et les autres élémens impondérables

de l'eau qui agissent, la percussion est faible et sans importance.

Dans la douche ordinaire, l'action de la pesanteur se joint à celle de la chaleur. L'eau est à 36° R. La peau ne rougit qu'après quelque temps d'application ; mais, les vapeurs épaisses qui se concentrent dans un cabinet bien clos, le corps demi plongé dans un bain chaud, font qu'en réalité, outre la douche, on prend un véritable bain de vapeur. La stimulation générale provoquée par ce dernier vient s'ajouter heureusement à la stimulation locale provoquée par la douche. Aussi, dans toutes les affections rhumatismales, est-ce le moyen par excellence.

6° Dans la *douche tempérée*, on cherche à rendre nulle l'action du calorique. Elle est très-usitée à la suite des bains tièdes et tempérés, quand on ne veut obtenir que les effets de la percussion seule.

DE LA FORCE ET DU MODE DE PERCUSSION.

On varie la force des douches en allongeant ou raccourcissant la colonne d'eau, et en rétrécissant ou élargissant son diamètre.

Nous avons vu qu'au Bain de la promenade, il y avait sous ce rapport une gradation établie entre les trois cabinets. Avec la pompe foulante, on règle la force de projection par le plus ou le moins d'ouverture du robinet, de vigueur dans le mouvement du balancier, et en adaptant divers ajutages que l'on distingue en quart, demi, trois quarts et plein canal. La douche en arrosoir peut être à trois, à cinq, à dix ou à quinze trous. Plus ils sont nombreux, plus ils sont petits. L'effet consiste, comme nous l'avons dit, en une sorte de flagellation agissant seulement sur la peau ; tandis que la douche en colonne produit une sensation de pression comme un bâton que l'on enfoncerait dans les chairs.

Généralement, on augmente peu à peu la force des douches pour accoutumer les parties à leur action.

Il faut éviter les extrêmes. J'ai fait supprimer quelques douches trop faibles, et je ne crois pas utile d'en établir d'aussi puissantes que dans certains établissemens. Il m'a paru que ces dernières n'étaient pas toujours sans dangers, même lorsqu'on les appliquait seulement sur les membres.

Il n'est pas rare de déterminer des fatigues musculaires, des ecchymoses ou épanchemens sanguins avec nos douches modérées. Sans doute, ces accidens dépendent parfois de dispositions individuelles, d'une certaine délicatesse de tissu; mais on ne saurait apporter trop de prudence dans l'emploi de ce moyen.

On peut aussi varier la force de la douche par différens modes d'application. Ainsi, elle peut être dirigée obliquement ou perpendiculairement. On peut la promener rapidement sur toute la surface du corps, ralentir peu à peu sa marche, et, enfin, la laisser peser longtemps sur le même point.

On peut faire décrire à la douche des lignes droites, continues ou brisées sur la longueur des membres; d'autre fois des lignes courbes excentriques ou concentriques sur le tronc.

Ces différens modes d'application, dont le succès dépend de l'exactitude et de l'habileté du doucheur, ne sont pas sans importance; ils répondent comme les divers procédés de massage à des indications particulières.

DE LA DURÉE DE LA DOUCHE.

Elle dépend de l'habitude, du genre de maladie et de l'espèce de douche. En général, elle varie de cinq minutes à une demi-heure. Il y a des personnes qui vont jusqu'à une heure, c'est un abus. Mais bien plus souvent, on a le tort de ne point prendre les douches assez longues.

En commençant à cinq minutes, il faut augmenter tous les jours de deux jusqu'à vingt minutes. On conçoit que pour les maladies limitées à un seul point, elles seront plus courtes.

DE LA DIRECTION.

En raison de la situation des parties et de la commodité d'administration, les douches sont *descendantes*, *latérales* et *ascendantes*. — Les premières sont les plus usitées; elles permettent de frapper les membres et le tronc, mais il faut se déplacer et prendre des positions parfois gênantes. — Les secondes, en se tenant debout et sans effort, agissent facilement sur l'épigastre, le dos, certaines parties de la face. — Enfin, les troisièmes se divisent en douches ascendantes proprement dites, en *lavemens* et en *injections*.

Dans la douche ascendante, on s'assied sur un tabouret percé, à un pied de l'ouverture d'un jet d'eau assez grêle qui vient frapper sur le pourtour de l'anus, le périnée, et la partie supérieure des cuisses. L'eau s'introduit souvent en forçant le sphincter.

— Froide, cette douche est extrêmement avantageuse pour combattre les écoulemens chroniques de l'urètre et du vagin, le relâchement du sphincter, les fissures de l'anus, etc.

— Chaude, en arrosoir ou en colonne, elle convient dans l'aménorrhée, ou quand on veut provoquer un flux hémorrhoïdaire.

Les douches en lavement sont très-utiles dans l'inertie du gros intestin produisant la constipation; elles agissent mieux que les lavemens ordinaires; d'abord, elles entraînent les amas de matières qui séjournaient depuis longtemps et donnaient lieu à des accidens dont on ne se rendait pas compte ; ensuite, stimulant les parois, elles y réveillent la contractilité et rétablissent les fonctions.

La canule doit être introduite aussi profondément que possible ; l'eau pénètre et remplit l'intestin. Il peut arriver alors qu'en se contractant, ce dernier expulse le liquide en même temps qu'une nouvelle quantité s'introduit. Il s'établit deux courants, l'un ascendant et l'autre descendant, qui permettent de continuer la douche avec succès pendant assez longtemps. Mais, d'autre fois, le ventre se distend, et il faut se retirer pour évacuer, puis se replacer sur la canule, et renouveler ainsi l'opération trois ou quatre fois dans la même séance. On conserve ordinairement le dernier quelque temps.

En rentrant du bain, et le soir pour se coucher, on prend souvent un demi-lavement que l'on garde dans le corps.

La douche en injection se distingue en *irrigation*, c'est-à-dire, en un simple écoulement d'eau dans le vagin ; et en *douche vaginale*, consistant en un jet dirigé sur le col utérin.

Ordinairement la canule se termine en olive trouée, de manière à diminuer la force de percussion.

Les irrigations d'eau fraîche pratiquées dans un grand bain, ou un bain de siége, sont très-utiles dans la plupart des inflammations chroniques de matrice ; on les fait durer une demi-heure, elles calment, rafraîchissent, et fortifient les organes génitaux.

Les douches vaginales sont excitantes, et doivent s'employer avec circonspection. Il est des cas de stérilité par inertie utérine, où un jet d'eau chaude sur le col peut rendre les aptitudes de fécondité.

RÈGLES GÉNÉRALES POUR L'USAGE DES DOUCHES.

On ne prend ordinairement la douche qu'après quatre ou cinq jours de bains, de manière à ce que le corps soit déjà préparé par l'action générale des eaux.

A la fin de la saison, on peut en recevoir deux par jour, une le matin, et l'autre à quatre heures.

Quelquefois, c'est le seul moyen employé, le plus souvent, il est précédé par le bain.

Dans certaines circonstances, il est bon de prendre la douche d'abord, et le bain ensuite; d'autre fois, c'est l'inverse; enfin, dans la généralité des cas, on prend un bain d'une heure et demie, on se rend à la douche, et on revient un quart d'heure dans un bain plus chaud, afin de se remettre de la fatigue et de l'émotion qu'on a pu éprouver.

Pour les affections nerveuses, les irritations locales, quand on prend des bains et des douches tièdes, il est bon de commencer par ces dernières.

Pour les affections rhumatismales, quand on recherche la transpiration, il est bon de finir par la douche, afin de rester sous son influence excitante.

Les personnes sujettes aux maux de tête, et à l'oppression, feront bien de tenir la fenêtre du cabinet entr'ouverte, pour éviter la concentration des vapeurs.

C'est une mauvaise manière de placer un linge sur la peau; il est préférable, quand on ne peut supporter l'impression de la douche, d'en diminuer la force.

Ainsi, la partie douchée doit être mise à nu, solidement affermie, et les muscles dans le relâchement. — Il est bon d'y pratiquer préalablement quelques frictions. A Aix en Savoie, où les douches sont, dit-on, très-perfectionnées, le doucheur, d'une main, exerce le massage, et de l'autre dirige le jet sur les points qui viennent d'être préparés. Immédiatement après l'opération, le malade est emmaillotté dans des linges chauds, conduit dans une chaise à porteur, et déposé dans un lit bien bassiné.

Il ne faut pas promener rapidement la douche sur toute la surface du corps et varier incessamment les positions, on doit, au contraire, s'arrêter à chaque partie, et compléter l'action avant de passer à une autre.

Il y a des régions qu'on est dans l'habitude de ménager, à moins de recommandations expresses. Tels sont, la tête, le cœur, le ventre. A la poitrine, et au creux de l'estomac, la douche doit être oblique ou en arrosoir.

DU MODE D'ACTION DE LA DOUCHE.

Je considère la douche comme une forme de massage rapide, uniforme, qui détermine un ébranlement moléculaire, une sorte de frémissement intime capable de modifier la vitalité des organes.

Cette percussion continue, jointe à une chaleur dont l'impression est devenue plus vive, exerce sur les tissus qui en sont atteints une stimulation évidente. La partie frappée se déprime légèrement, il se forme autour un cercle rouge ; on y éprouve une douleur obtuse, un engourdissement ; peu de temps après, cette partie devient le siège d'un travail de réaction, elle s'injecte, se gonfle, s'échauffe, se couvre de sueur, et souvent d'une éruption exanthémateuse.

Ces phénomènes, facilement appréciables, parcequ'ils se passent sur la peau, doivent donner l'idée de ceux qui s'opèrent dans l'intimité des organes ; car la douche ne borne pas son action à la surface externe. L'ébranlement qu'elle occasionne retentit et se propage dans la profondeur des tissus ; il y provoque un surcroît d'activité.

Suivant les effets produits sur l'économie, on peut distinguer les douches en — *résolutives* ou *excitantes* , — *dérivatives* , — *toniques* , — *perturbatrices*.

Pour rendre la douche *résolutive*, on l'appliquera directement sur la partie souffrante, elle sera chaude et forte. C'est ainsi que sur les tumeurs indolentes, les engorgemens chroniques des articulations, on parviendra à exciter un travail d'absorption interstitielle.

Elle est *dérivative*, quand on la dirige sur les points éloignés du mal, de manière à détourner la fluxion qui embarrasse certains organes. Ainsi, dans les congestions cérébrales, ou pulmonaires, on cherche à déplacer l'excès de vitalité, en le reportant sur les extrémités inférieures. Dans les dérangemens menstruels qui occasionnent tant de maladies, c'est également par l'excitation dérivative de la douche ascendante chaude, ou lombaire, ou du robinet de fer, qu'on rétablit les fonctions dans leur équilibre.

La douche est *tonique* lorsqu'elle est administrée froide ou tiède sur les membres pendant dix minutes seulement.

Elle est *perturbatrice* en douche écossaise et alternative. C'est encore par une sorte de perturbation que la douche chaude agit dans certaines névralgies, comme la sciatique, elle modifie la sensibilité pervertie, exaltée. Sans doute, il y a aussi une action révulsive, excitante qui déplace l'irritation fixée sur le nerf et détruit la cause rhumatismale ; mais toutes ces actions s'enchaînent dans la pratique. J'ai crû devoir les indiquer séparément ici, afin qu'on pût mieux se rendre compte de leurs résultats.

§ IV.

DES ÉTUVES.

Les étuves sont formées par des vapeurs qui, se dégageant des sources les plus chaudes, sont retenues dans des cabinets bien clos.

C'est un puissant moyen, et qui mériterait une étude approfondie ; mais, comme à Bains, les étuves jouent un rôle assez secondaire, je me bornerai à quelques observations.

Les sources n'ayant que 40° R., le bain de vapeur ne s'élève pas au delà de 38° R. C'est très-suffisant pour le plus grand nombre; mais quelques personnes n'y transpirent qu'imparfaitement.

J'ai recours à un stratagème qui accroît l'intensité de la chaleur, en conservant le dégagement des vapeurs naturelles.

Près d'une ouverture, communiquant avec le réservoir de la source, j'allume une lampe à alcool, le malade est assis sur un tabouret et enfermé dans une caisse en bois, ou enveloppé d'une couverture ; la tête reste libre.

Ce procédé d'étuve partielle permet de supporter la vapeur à une température très-élevée en raison de l'air pur et frais qui est respiré. Après quelques minutes, une sueur abondante ruisselle sans effort de toute la surface du corps. On peut rester dans cet état un quart d'heure, une demi-heure et même davantage.

J'engage à boire, pendant ce temps, plusieurs verres d'eau chaude. On s'enveloppe chaudement pour regagner son lit.

Dans le cabinet d'étuve, on fera bien de tremper de temps en temps ses pieds dans le réservoir, et de se laver à l'eau chaude, en même temps qu'on épongera la tête avec l'eau froide.

Il n'est pas nécessaire d'y séjourner plus d'une demi-heure; la transpiration s'établira dans le lit d'une manière plus franche et plus facile.

En sortant de l'étuve, on peut se placer quelques instans sous la douche froide en arrosoir, et rentrer dans le bain de vapeur, pour retourner encore à la douche russe. Nous avons fait connaître les circonstances dans lesquelles ces transitions subites pouvaient offrir des avantages, et celles où elles devaient être évitées.

Ce que nous avons dit des effets et des indications du bain chaud peut s'appliquer en grande partie aux étuves. Toutefois, ces dernières ont une action plus pénétrante, qui irrite moins le système nerveux.

On les choisit, quand on veut obtenir seulement la sudation chez les personnes impressionnables. Dans certains catarrhes chroniques, elles sont encore préférables aux bains chauds.

§ V.

DES MOYENS ACCESSOIRES AUX EAUX.

On est parfois dans le cas d'aider ou de modifier l'action des eaux par l'emploi de divers moyens étrangers à la médication thermale proprement dite.

Sans vouloir compliquer les traitemens et neutraliser leurs effets, on peut favoriser la puissance médicatrice des eaux, ou corriger ses écarts ; et, d'ailleurs, l'expérience a démontré l'utilité de certaines pratiques qui s'associent parfaitement aux différens procédés que nous venons de passer en revue.

Pour compléter la *culture de la peau*, qui est l'objet principal du traitement, il y a un moyen mécanique fort simple et très-actif : ce sont les *frictions*.

Nous avons parlé des frictions de nettoiement et de celles qui se font pendant le bain ; mais il en est d'autres que je recommande pendant le jour et le soir en se couchant.

Elles procurent aux personnes qui ont le courage de s'y livrer un bien-être et une vigueur remarquables.

Ce n'est pas légèrement, avec la main ou une flanelle, qu'elles doivent être faites, mais bien en imbibant d'eau froide un linge de grosse toile, et en frottant soi-même avec rudesse et ardeur toute la surface du corps, jusqu'à ce qu'il y ait partout une vive rougeur. Cet exercice est un peu pénible, mais on ne tarde pas à reconnaître combien il est salutaire. Il offre le triple avantage de développer les forces musculaires, de fouetter le sang, et de raviver les fonctions de la peau. Je ne le prescris pas seulement aux baigneurs, mais en tout temps, c'est un excellent moyen hygiénique.

Il est une autre pratique également très-efficace, c'est le *massage*. Malheureusement, il entraîne quelques frais supplémentaires et quelques difficultés d'exécution qui, dans notre modeste établissement, restreignent un peu son usage.

Je le regrette, car toutes les fois qu'il m'est possible d'y recourir, j'ai lieu de m'en louer.

C'est avant et après le bain qu'on peut se faire masser.

Je distingue plusieurs espèces de massage :

Celui des articulations consiste à faire exécuter successivement à toutes les jointures des mouvemens de distorsion assez violens qui produisent des craquemens ; mais il faut une main expérimentée pour exécuter ces manœuvres périlleuses, et malgré les services qu'elles peuvent rendre dans les rhumatismes articulaires, les ankyloses incomplètes, j'ai toujours mieux aimé y renoncer par crainte d'accidens.

Pour le massage de la peau, on frappe vivement à coups précipités, avec le plat de la main, toute la peau, jusqu'à ce qu'elle rougisse fortement.

Pour le massage des muscles, tantôt on pétrit les chairs comme de la pâte, tantôt on frappe avec le revers de la main des petits coups secs et cadancés sur toute la longueur des membres, tantôt on exerce des pressions, comme pour broyer, avec le talon de la main, tantôt on pince les faisceaux musculaires entre le pouce et l'index en glissant de haut en bas, ou de bas en haut, tantôt enfin, tous les doigts des mains écartés embrassent un membre à sa partie supérieure, et sont

9

ramenés à la partie inférieure, en serrant énergiquement sur la peau.

- On comprend combien de semblables manœuvres, consciencieusement exécutées, doivent préparer et aider l'action de la douche. Elles rendent la souplesse et l'élasticité aux tissus; elles excitent la contractilité endormie dans les fibres; elles sont surtout précieuses aux personnes trop faibles pour se livrer elles-mêmes à quelqu'exercice.

Il est un petit moyen fort simple tiré de la pratique hydropathique, et auquel je reconnais souvent une efficacité réelle, c'est l'application de la *compresse mouillée*. C'est ordinairement en se couchant, après le bain, et le soir, que je fais appliquer sur l'épigastre une serviette trempée dans l'eau froide et légèrement exprimée.

La première impression de froid dure peu, elle est remplacée soit par une douce chaleur, si le froid était assez vif pour provoquer une réaction, soit par un sentiment de fraîcheur agréable et prolongé.

Dans l'un et l'autre cas, ce moyen est favorable pour calmer les irritations d'estomac. Maintes fois, j'en ai observé de bons effets. En tous cas, il est inoffensif.

On applique la compresse sur le bas-ventre, sur le front, suivant les parties auxquelles répond l'irritation.

On fait aux eaux un usage très-fréquent des *ventouses* soit *sèches*, soit *scarifiées*.

Tantôt, on se les fait appliquer dans le bain même, tantôt dans le lit, au retour du bain.

Elles agissent par la soustraction du sang, mais surtout par la dérivation qu'elles opèrent sur la peau.

J'attends, pour les prescrire, que la stimulation exercée pales bains et les douches se soit manifestée par une certaine exacerbation dans les douleurs.

Ordinairement, deux ou trois applications, à quelques jours d'intervalle, sont nécessaires.

C'est sur les membres affectés de rhumatismes ou de névralgies qu'elles sont le plus souvent posées. Elles conviennent sur les reins chez les femmes affectées de métrite chronique, sur la nuque et les épaules chez les individus sujets aux maux de tête, sur la partie postérieure de la cuisse dans les sciatiques, etc. On doit s'en priver, quand il y a trop de maigreur et d'irritabilité.

Je n'ai rien à dire ici des sangsues dont l'emploi est exceptionnel, et ne se rattache pas directement à la médication des eaux.

Mais, il n'en est pas de même de la *saignée*. Il a été d'usage autrefois de pratiquer une saignée à toute personne qui allait prendre les eaux. Cette méthode empirique a semblé aveugle et a fini par être abandonnée. Sans vouloir la réhabiliter complètement, je prétends qu'elle avait quelque chose de fondé, et que dans beaucoup de cas elle doit être maintenue.

Il n'est pas douteux que l'absorption se fait mieux lorsque les vaisseaux sont moins remplis; les principes minéraux pénètrent et modifient plus facilement les humeurs.

Dans les maladies chroniques, pour renouveler la composition des fluides et des solides, les petites saignées répétées me semblent devoir bien préparer la régénération.

Ainsi, quand les Anglais veulent pratiquer l'*entraînement*, c'est-à-dire transformer un organisme, ils l'épuisent d'abord par des saignées avant de commencer le traitement réparateur qui doit concentrer les forces sur tel ou tel point de l'économie.

Sans doute, il faut proportionner les émissions sanguines à

la nature de la maladie et aux ressources du malade. Mais qu'on ne s'arrête pas devant une faiblesse soi-disant excessive.

— Les petites saignées sont un moyen reconstituant et tonique plus sûr que le fer et l'alimentation succulente.

Si vous enlevez à l'organisme deux onces de sang, il en aura bientôt reformé trois, en vertu de cette tendance de la nature à réagir en sens inverse des causes délétères; — effort vital — qui, pour mieux arriver au but, dépasse même les conditions d'équilibre. Nous avons déjà signalé cette loi naturelle à l'occasion du bain froid.

Bien certainement, il faut de la mesure, et ne pas aller trop loin dans l'action dépressive, car on forcerait le ressort, et n'obtenant plus de réaction, on affaisserait la vitalité; il faut aussi qu'un régime approprié vienne aider la nature dans son mouvement réparateur.

Ces conditions bien remplies, — nous le répétons, — de légères émissions sanguines ont sur le fer et les analeptiques l'avantage de produire un résultat plus durable, en ce qu'elles exercent et développent la puissance créatrice du sang, et les fonctions hématosiques.

Cette proposition, je le sens bien, est assez paradoxale pour que des explications soient nécessaires; je me réserve de les développer plus tard, en traitant des maladies chroniques; je veux seulement exposer ici comment cette idée, que je crois neuve, m'est venue à l'esprit.

Lisfranc avait, comme on sait, adopté pour le traitement des maladies de l'utérus, une méthode qui consistait à pratiquer, tous les mois, des petites saignées de trois ou quatre onces. — Saignées qu'il appelait *révulsives*, parce qu'il supposait qu'elles avaient pour effet d'attirer le sang vers les parties supérieures, et d'en débarrasser le bas-ventre, de même que la saignée du pied passe pour produire un résultat contraire. —

En appliquant cette méthode, j'ai remarqué des effets d'une toute autre nature que la révulsion. Les femmes sanguines s'en trouvaient mal, elles devenaient pléthoriques ; les femmes devenues cacochymes s'en trouvaient bien, et reprenaient des forces, de l'animation et de l'embonpoint, sans que toutefois l'affection utérine se modifiât sensiblement.

J'ai été porté à penser que dans ces cas, les petites saignées agissaient par réaction vitale ; — comme des parties engourdies par le froid, auxquelles on soustrait encore un peu de calorique pour les réchauffer. Si, au lieu de frictionner avec de la neige les tissus congelés, on les imprégnait directement de calorique, ils ne pourraient le supporter sans que l'on courût le risque de voir se briser en eux toute vitalité.

Quoiqu'il en soit de ces vues théoriques, l'expérience m'a démontré que dans la plupart des maladies chroniques, de très-petites saignées sont utiles ; elles secondent l'action des eaux, ouvrent les voies à de nouvelles combinaisons, et développent les forces d'assimilation.

Outre l'emploi systématique de la saignée que nous venons de signaler, on est obligé d'y recourir accidentellement lorsque l'excitation thermale s'élève au degré de l'inflammation.

On devra aussi en user largement dans l'état pléthorique chez les personnes affectées d'anévrisme, ou qui ont à redouter des hémorrhagies.

Un usage empirique voulait qu'on se purgeât toujours après la saison et quelquefois avant. Je ne prendrai point parti pour les *purgatifs* d'une manière aussi absolue que pour la saignée. Je les crois inutiles avant, et pas toujours nécessaires après. Je dois même déclarer que l'expérience a quelque peu refroidi ma prédilection ancienne pour les évacuans.

J'ai vu de ces langues saburrales sur lesquelles je faisais couler avec confiance des flots d'eau de Sedlitz, conserver leurs saburres, leur amertume, et leur inappétence en dépit de mes médecines. J'en suis arrivé à ne plus donner de purgatifs qu'aux personnes qui ont un bon tube digestif, et chez lesquelles l'embarras gastrique est accidentel.

Nos eaux déterminent souvent, il est vrai, un état muqueux des voies digestives avec perte d'appétit et constipation ; une *médecine noire* en fait promptement justice. Je ne blâme dans l'emploi des purgatifs que leur usage systématique, et surtout dans les cas d'affection gastro-intestinale, même nerveuse.

C'est la médecine noire que nous préférons à tous ces sels plus ou moins agréables et perfectionnés. On triomphe de la répugnance en faisant mastiquer quelque bonbon très-parfumé, et la purgation est plus complète. Le séné, la rhubarbe, la manne, le sel de Glauber purgent chacun à leur manière, détachent chacun quelque substance spéciale, l'un la bile, l'autre les mucosités, l'autre des sérosités, etc., et dont l'ensemble constitue une bonne évacuation.

Les *ferrugineux* sont quelquefois associés aux eaux dans les cas de chlorose ; ce sont les pilules de Blaud, le sous-carbonate de fer, ou toute autre préparation.

J'en ai déjà parlé à propos de l'eau ferrugineuse naturelle de la source des Trémeurs. C'est un moyen très-bon par lui-même ; pourquoi s'en priver aux eaux, quand il est démontré que ces dernières ne font que favoriser son action ?

J'en dirai autant de l'iodure de potassium, de la digitale, et de quelques autres médicamens, dont il a été question à l'article *boisson*.

§ VI.

DU RÉGIME DES EAUX.

————

A l'opposé du régime hydropathique, dans lequel le patient n'a ni trève ni merci, et voit surgir à chaque heure du jour une nouvelle obligation, on pourrait presque dire qu'ici la santé vient en dormant.

En effet, le régime des eaux thermales consiste à peu près à pratiquer le *dolce farniente* des Italiens. Les charmes du lit et de la table ne sont interrompus que par les lentés promenades et les douces causeries du salon. Le seul soin, le seul devoir sérieux qu'ait à remplir le baigneur, ce sont les exercices du bain; aussi cherche-t-il à s'en affranchir au plus vite.

L'établissement est ouvert dès les quatre heures du matin. Sans trop contrarier ses habitudes, il est bon de s'y rendre le plus tôt possible.

Nous avons dit qu'une petite promenade était d'abord très-favorable pour animer la circulation du sang, et remplir les poumons d'air pur et vivifiant.

Après le bain, on prend un potage ou une tasse de café; on se recouche pendant une heure, — puis on fait une nouvelle promenade jusqu'au déjeûner à onze heures ou midi. — Il convient de rester une heure après le repas dans le calme avant d'entreprendre l'excursion principale de la journée. — A six ou sept heures on dîne. — La soirée est occupée en causeries; et à dix heures au plus tard on doit être couché.

Telle est à peu près la journée du baigneur, sauf les modifications nécessitées par l'état du malade ou les circonstances
étrangères.

Nous entrerons dans quelques considérations particulières
sur les deux points essentiels de ce régime : l'exercice et la diététique ou régime alimentaire.

1° Je regarde l'*exercice* de la promenade comme une des
conditions les plus importantes du succès des eaux.

Si l'on se déplace à grands frais, si l'on quitte ses intérêts,
ses relations, ses aisances domestiques, que ce ne soit pas pour
rester enfermé dans une chambre d'auberge. Il faut profiter de
cet air léger que l'on respire partout dans nos campagnes boisées et verdoyantes; il faut jouir de ces attraits qu'offre la nature dans l'expansion puissante et variée de sa fécondité. —
C'est un nouvel aspect, ce sont de nouvelles impressions; on
oublie ses travaux, ses ennuis en contemplant la prairie où
serpente un ruisseau murmurant, en gravissant un côteau es-
carpé, à travers les roches et les bruyères, en rassemblant un
bouquet de fleurs champêtres et gracieuses.

La promenade agit de deux manières : en développant les
fonctions respiratoires, en mettant en jeu les forces musculaires.

On n'est généralement pas assez frappé de l'importance d'une
bonne respiration. — Les maladies chroniques, dans lesquelles
se consument misérablement toutes nos jeunes générations, ont
leur point de départ dans l'imperfection de l'hématose dont le
poumon est le régulateur.

Les agglomérations humaines, dans les pensionnats, dans les
fabriques, dans les salons, dans les cités populeuses, se développent au sein d'une athmosphère à part, miasmatique, épaisse,
fade, où l'insolation est rare et voilée.

Les habitudes sédentaires et studieuses nous éloignent des conditions naturelles de l'homme.

Au lieu des races anciennes, guerrières et agricoles, belles et vigoureuses, nous voyons des générations étiolées, décimées par la phthisie et les maladies de matrice.

Revenons à la nature, vivons en plein champ, et comme ces plantes pâles et souffreteuses, qu'un chaud rayon de soleil fait pousser et fructifier, nous verrons se ranimer et devenir vivaces toutes ces organisations qui dépérissaient dans l'ombre et l'inaction.

En se promenant aux environs de Bains, on est à trois ou quatre cents mètres au-dessus du niveau de la mer ; les couches atmosphériques sont moins denses que dans les pays de plaine, l'acide carbonique et les molécules étrangères sont moins abondans ; la proximité des montagnes rend la ventilation plus active ; la diminution relative de la population, et la prédominance de la végétation forestière, rendent l'air plus pur et plus oxygéné.

On conçoit alors que la respiration, acquérant de l'ampleur et de l'accélération par la marche, doive dilater toutes les vésicules pulmonaires, imprégner le sang d'une plus grande masse d'oxygène, et activer la combustion organique, — c'est-à-dire accroître la chaleur, et développer la vie dans tous les tissus.

La physiologie et la pathologie modernes, éclairées par la chimie, tendent maintenant à établir que la plupart des maladies chroniques proviennent d'un vice dans l'hématose, d'une combustion incomplète de certains matériaux nutritifs.

La présence de ces élémens, qui n'ont pas été dénaturés par l'occidation, porte le trouble dans l'économie, nécessite un travail d'expulsion pathologique de la part des organes sécréteurs. — En faisant fonctionner plus activement l'*appareil de réduction*, en soufflant sur le foyer, où doivent se brûler tous les produits alimentaires, on détruit les composés anormaux, on débarrasse le sang de ses matières alibiles, on empêche les formations hétérogènes, et on rend aux sécrétions leur cours régulier.

L'exercice musculaire agit dans le même sens, il use les ressources nutritives, il exige une plus grande consommation de substances alimentaires, il prépare ainsi les voies à une nouvelle assimilation, il l'appelle, et la rend plus facile.

Pendant son séjour aux eaux, le malade ne saurait donc se livrer trop ardemment à la promenade. Sans doute, on doit en subordonner la longueur à la nature de la maladie, aux forces du sujet, et, en tous cas, éviter les fatigues.

Les personnes qui ne pourraient les faire à pied, se serviront de voitures. Ce mode est très-avantageux pour les hypocondriaques et pour tous les individus en proie à des affections nerveuses. Mais il est nuisible dans les cas de maladies utérines et d'engorgemens internes. Il faut se contenter alors de promenades à pied courtes et lentes.

Les rhumatisans et les nerveux peuvent en faire de longues et de pénibles. Sans contredit, celles du matin sont les plus salutaires ; malheureusement, ce moment est en partie occupé par les exercices des bains ; et il ne faut pas, sous prétexte de l'excessive chaleur, se priver de celles qu'on peut faire au milieu du jour ; car on trouverait le soir des motifs contraires et mieux fondés.

Les forêts sont tellement rapprochées, qu'on peut aisément dans l'après midi, s'y rendre en compagnie, et s'y installer comme dans un salon.

C'est ici le lieu de placer une observation d'hygiène fort importante : les vêtemens légers doivent être proscrits pendant la saison. — La laine est de rigueur, même sur la peau.

Cette membrane est, comme on le sait, rendue plus impressionnable, la transpiration plus abondante ; aussi, l'action du froid humide doit-elle être plus sensible et plus funeste.

Dans les pays de montagne, la fraîcheur du soir et du matin
est d'autant plus vive que la chaleur du jour a été plus intense.
— On y est souvent surpris ; — et les recommandations à cet
égard ne sauraient être trop expresses. Les toilettes légères et
décolletées sont donc sévèrement interdites, l'élégance est
sacrifiée, mais les rhumatismes ont moins de prise.

2° Le *régime alimentaire* est toujours un des points essentiels
de l'hygiène ; aux eaux, il prend une importance spéciale.
C'est de la manière plus ou moins sage dont il est dirigé que
dépend souvent la santé.

Dans notre état de société, l'alimentation quelquefois insuffisante, en proportion des fatigues musculaires, est le plus
souvent excessive en raison de l'oisiveté et des mœurs sédentaires des habitans des villes.

On peut dire, d'une manière générale, que nous absorbons
des quantités d'alimens doubles ou triples de celles qui seraient
suffisantes pour l'entretien et la réparation normales de nos
forces. De là le germe d'un grand nombre de maladies.

Cicéron écrivait à son fils : « On entretient sa santé par la
» connaissance qu'on a de soi-même, en observant ce qui
» profite, et en fuyant ce qui peut nuire ; on l'entretient par
» la sobriété, par les soins qu'on prend de son corps, par
» l'abstinence des voluptés, et enfin par les secours de la
» médecine. »

Ces préceptes judicieux doivent guider en toutes circonstances
les personnes prudentes qui voudront maintenir ou rétablir
l'intégrité de leurs fonctions.

Il est impossible de fixer *a priori* la quantité et la qualité des alimens qui conviennent à tous les individus.

C'est un écueil dans lequel sont tombés quelques esprits systématiques. Exagérant, et généralisant des indications justes à certains points de vue, les uns ont condamné leurs malades à une diète rigoureuse et prolongée ; d'autres ont imposé aveuglément tel ou tel genre de nourriture, tantôt exclusivement lactée, tantôt exclusivement animale.

L'expérience m'a convaincu que le principe de Cicéron était non seulement applicable à l'entretien de la santé, mais encore à son rétablissement dans les cas de maladie.

On peut bien prévoir, mais jamais déterminer d'une manière sûre, le genre d'alimentation appropriée à telle ou telle condition morbide. C'est en essayant, en observant ce qui est nuisible ou favorable, qu'on doit établir sa règle de conduite. L'essentiel est de ne plus se départir de cette règle une fois adoptée.

Il y a sans doute des individus en proie depuis longtemps à nue véritable phlegmasie des voies digestives, et chez lesquels une alimentation très-légère est seule possible ; mais il en est qui, soumis à une diète inoportune, ont vu leurs fonctions s'altérer, et l'estomac tomber dans un état d'impuissance et de caprice dont il ne pouvait être tiré que par un régime tout opposé.

C'est ainsi que toujours, l'extrême action appelle la réaction. Après Broussais, nous avons vu Bennech et son sytème de beafteck et de vin de Bordeaux quand même.

N'exagérons rien. — L'excès en tout est un défaut. — Les régimes de l'eau de gomme et de poulet, ou des consommés succulents et de la côtelette de mouton peuvent être employés exclusivement dans des cas extrêmes et assez rares. Le plus souvent c'est par un choix attentif et varié des substances alimentaires qu'on peut rétablir les fonctions de l'estomac.

Quand cet organe est le point de départ, ou le centre de la maladie, la *diététique* est la condition *sine quâ non* du traitement.

Le choix, la quantité, et la régularité de l'alimentation doivent être pris en sérieuse considération ; car c'est d'eux que dépend en grande partie le succès définitif des eaux.

Tel estomac se trouvera bien d'une nourriture substantielle et animalisée, tel autre de légumes et de laitages. Les uns ne digèrent que des alimens froids, les autres des chauds.

Les gastralgies donnent lieu à des appétences bizarres et très-diverses. Vouloir brusquer, et imposer un régime uniforme, c'est risquer une aggravation des symptômes. Cependant, il faut toujours avoir en vue de ramener graduellement l'estomac à une tolérance égale pour toutes sortes de substances.

Il est même des cas où, après avoir épuisé toutes les voies de conciliation, le régime de rigueur peut être tenté. On force les organes à recevoir des alimens copieux et antipathiques, en stimulant leurs facultés digestives par des moyens artificiels, — condimens, ou stomachiques divers.

Chez les convalescens, les personnes épuisées, anémiques, évidemment on devra, autant que possible, rendre l'alimentation corroborante, incrassante, sans toutefois vouloir aller trop vite.

Mais dans les cas d'inflammation chronique, d'engorgemens, dans les affections liées à un état de richesse trop grande du sang, telles que la goutte, la gravelle, les congestions cérébrales, etc., il faut restreindre la nourriture. C'est à la rigueur du régime, à l'observation minutieuse et sévère des règles de la diététique que l'homéopathie doit quelques succès ; et, c'est en partie sous l'influence des mêmes causes que l'hydrothérapie arrive à la curation de quelques maladies rebelles. La table de Priesnitz était très-frugale.

C'est qu'en effet, pour répéter un adage vulgaire : ce n'est pas ce qu'on mange qui profite, mais bien ce qu'on digère. C'est moins à l'abondance des alimens qu'à la perfection de l'assimilation qu'il faut s'attacher. Il vaut mieux que les organes soient dans le désir et l'attente, que d'être surchargés et rassasiés. Ainsi, l'on conserve l'appétit, cette sensation si précieuse, et quelquefois si capricieuse.

Il faut sortir de table avec la faim, répète-t-on toujours. Je sais que cela est plus facile à dire qu'à faire. Surtout aux eaux, où le changement d'air, les exercices thermaux, la société d'une table d'hôte, et la variété des mets sont des stimulans souvent irrésistibles.

Sans doute, les causes de déperdition, et les fatigues de tous genres qu'on éprouve aux bains, nécessitent une réparation proportionnelle ; mais il est des bornes ; et l'on comprendra qu'un tube digestif, incessamment rempli de substances excitantes, soit peu apte à recevoir et à être influencé par un agent aussi faible et aussi simple que les eaux.

D'ailleurs, il y a un principe d'hygiène qui veut que, pendant l'été, on soit d'une grande sobriété.

Nous avons à faire, sur le choix des alimens, certaines recommandations plus spéciales, dépendant de l'action même de nos eaux.

Nous avons vu qu'elles étaient alcalines ; et pour neutraliser le moins possible cette propriété, on doit s'abstenir des substances acides. Les fruits rouges, la salade, certains légumes verts seront donc proscrits. Il en sera de même, pour d'autres motifs, des viandes noires, et des sauces trop épicées. — Je ferai remarquer cependant, que, parmi les épices, il ne faut pas faire entrer le sel. — Ce condiment si utile, répandu à profusion dans la nature, aide puissamment à la digestion, et ne saurait jamais être pris en trop grande quantité. On connaît tout le parti qu'on en tire en agriculture pour l'élève des bestiaux ; il

fait digérer, et rend profitables les plus mauvais fourrages. —
Pourquoi n'en serait-il pas de même à l'égard de nos alimens
et de nos organes digestifs.

Les médecins d'Ems jouissent, dit-on, d'une omnipotence
sans égale sous le rapport de la direction hygiénique de leurs
baigneurs. Ils commandent en maîtres dans les hôtels, — à la
cuisine et dans les chambres, — ils tracent la carte du dîner,
surveillent les ragoûts, et ordonnent des dispositions particulières pour la ventilation et l'insolation des appartemens.

J'envie leur autorité bienfaisante, et je les félicite d'exercer
leur empire sur un peuple aussi gouvernable. Ici, pour rompre
les habitudes d'indépendance de nos logeurs, et s'emparer d'un
pouvoir, très-contestable d'ailleurs, il faudrait faire en quelque
sorte un coup d'état, qu'il n'est pas donné à tout le monde de
mener à bonne fin.

§ VII.

DE LA SAISON DES EAUX.

——————

On peut considérer sous ce titre, l'époque de l'année la plus favorable pour prendre les eaux, et la durée du séjour.

C'est pendant l'été qu'on se rend aux eaux. La saison s'ouvre au 15 mai, et finit au 15 septembre. La fin d'avril et le mois d'octobre sont parfois très-beaux ; mais c'est une éventualité sur laquelle on ne peut compter. L'usage a fixé des limites, il faut s'y conformer, si l'on ne veut courir le risque de se trouver isolé dans un hôtel, et solitaire dans un établissement, où le service est imparfaitement organisé.

La foule attire la foule, et, malgré les avantages incontestables qu'il y aurait à prendre les eaux pendant les mois de mai et de juin, c'est toujours pendant les mois de juillet et d'août que l'affluence est plus grande. Les foins sont rentrés, la chaleur a fait clore les salons, et chassé loin des villes les citadins qui ne trouvent plus d'ombre sous les maigres tilleuls de leurs avenues, ou les bosquets rabougris de leurs jardins.

Je suis bien obligé de signaler les véritables motifs de préférence ; — médicalement il devrait y en avoir d'autres, — les mois de mai, de juin et de septembre conviennent dans les affections nerveuses, pléthoriques et asthéniques. Pendant les mois de juillet et d'août, l'état électrique et brûlant de l'atmosphère excite, énerve et détruit tout le bénéfice des bains tièdes et des moyens calmans employés dans ces maladies.

Au contraire, pour les affections rhumatismales, dartreuses et lympathiques, la saison caniculaire favorise singulièrement l'action stimulante du traitement thermal, que la crudité de l'air, au printemps et à l'automne, pourrait rendre funeste.

C'est d'après ces indications qu'il faut se guider, quand on ne vient pas seulement aux eaux pour chercher des distractions et des plaisirs.

Il y a des personnes qui se rendent à Bains en hiver. Ce sont des exceptions; et malgré l'autorité du professeur Lallemand, qui a vanté les eaux du Vernet pendant cette saison, c'est une mode qui prendra difficilement.

La durée du séjour est très-variable. Il y a une mesure consacrée avec laquelle on a l'habitude de compter : c'est la saison de vingt-un jours. On prend une demi-saison, une saison et demie, deux, et même davantage.

Ce chiffre a été fixé sans doute parce qu'il répond généralement à l'intervalle de deux époques menstruelles. Pour ne point perdre de temps, pendant la suspension des bains nécessitée par ce flux périodique, on se rend aux eaux immédiatement après, et l'on s'en va pour la réapparition.

Mais le médecin ne doit pas suivre trop scrupuleusement ces règles de convention.

Dans certains cas, huit jours suffisent; et dans d'autres, il serait convenable de passer tout son été près des sources, en se baignant chaque deux ou trois jours.

En général, dans les affections rhumatismales et autres, dans lesquelles on a recours au bain chaud, on peut pousser activement le traitement pendant dix ou douze jours; — aller se reposer quinze jours chez soi, — et recommencer une nouvelle demi-saison.

10

Si les individus habitent un pays trop éloigné, pour permettre ces déplacemens multipliés, il faut alors procéder plus doucement et augmenter graduellement la force des moyens thermaux.

Dans les inflammations chroniques, les engorgemens internes, d'ordinaire une seule saison suffit, ou il faut, pour recommencer, laisser un intervalle de repos de quelques jours.

Enfin, dans les maladies nerveuses, les convalescences, débilités de toutes sortes, où l'on n'emploie les eaux qu'avec douceur, on ne doit pas compter les jours. Plus on reste près des thermes, plus on obtient de soulagement. Parce qu'alors on évite l'excitation et la fatigue, on marche avec prudence ; et il est aisé de s'expliquer qu'un organisme profondément vicié, ne saurait être modifié, transformé en quelques jours.

Au reste, il est impossible de poser des principes fixes, applicables à des conditions aussi diverses que les individualités morbides elles-mêmes. C'est au médecin à apprécier ces conditions, et à déterminer l'époque et la durée du traitement, aussi bien que les différens modes d'emploi des eaux.

Si les eaux minérales étaient un remède simple, un spécifique, ainsi que semblent le croire certains médecins, il n'y aurait pas besoin de tous ces préceptes, de tous ces modes d'administration ; une formule empirique suffirait.

Ce serait assez d'envoyer son malade pendant une saison boire et se baigner, sans autre indication.

Mais il en est bien autrement ; les eaux sont insignifiantes ou nuisibles lorsqu'elles sont appliquées dans de mauvaises conditions ; lorsqu'on n'a pas saisi le véritable caractère de l'affection, d'une part, et de l'autre le mode spécial qui doit lui être opposé, les règles particulières qui lui conviennent.

Car, encore une fois, les eaux ne sont pas un médicament,

mais une méthode curative très-complexe qui exige une intelligence exercée, sagace, pour varier, doser, modifier l'usage de l'agent thérapeutique.

C'est ce que savent très-bien les médecins instruits et judicieux. Quand ils adressent leurs malades au médecin chargé de l'administration des eaux, ils ont grand soin de lui communiquer tous les renseignemens nécessaires, et de le mettre en état de diriger le traitement avec connaissance de cause; — ils abandonnent à son tact la direction du malade, — et se gardent bien de poser *a priori* la formule d'un traitement qui doit dépendre d'une foule de circonstances qu'on ne peut prévoir.

J'aurais maintenant, pour compléter ce livre, à consacrer un chapitre à l'*action thérapeutique des eaux*.

J'ai déjà traité ce sujet *in extenso* dans ma dissertation inaugurale. Éclairé par l'expérience, je serais à même de modifier certaines vues, et d'en ajouter de nouvelles; mais les développemens trop considérables dans lesquels je serais entraîné, et le caractère exclusivement scientifique d'un pareil travail, ne répondraient plus à l'objet, ni au but de cette première partie.

Je préfère réserver cette étude pour une publication ultérieure, purement médicale, où je m'occuperai des maladies chroniques et de leur traitement par les eaux.

Toutefois, je crois indispensable de jeter ici un coup d'œil rapide sur la pathologie, en envisageant les maladies au point de vue tout spécial des eaux, et en les groupant en trois catégories :

1° Celles pour lesquelles les eaux de Bains ont une certaine *spécialité*, c'est-à-dire, pour lesquelles elles conviennent mieux que d'autres eaux, mieux que d'autres médications.

2° Celles pour lesquelles nos eaux partagent avec d'autres une vertu médicatrice incontestable.

3° Celles pour lesquelles enfin, elles sont positivement nuisibles.

J'aurais pu établir une classification basée seulement sur le
degré d'efficacité. Mais il ne m'a pas semblé que cette division
offrît un caractère aussi pratique, et fût propre à guider, d'une
manière aussi sûre, le médecin, dans le choix des moyens à
employer contre les maladies soumises à sa direction.

En effet, il arrive souvent que des affections, rentrant dans
la première catégorie, n'éprouvent point du traitement des
eaux de Bains un soulagement aussi prononcé que celles placées
dans la seconde ; et cependant, on devra préférer nos eaux,
parce que malgré leur efficacité, relativement moins grande,
elles sont encore le meilleur moyen.

Je m'explique.

Certaines maladies nerveuses seront moins sûrement guéries
par les eaux de Bains que certaines sciatiques, ce qui n'empêche
pas qu'on adressera plutôt à Bains les personnes en proie aux
affections nerveuses, que les rhumatisans; parce que ceux-ci
pourraient à la rigueur se guérir autrement, tandis que ceux-
là auront plus de chances d'être soulagés à Bains qu'ailleurs.

Qu'on ne s'y trompe pas, du reste, la médecine des eaux se
ferait difficilement comme celle des hôpitaux de Paris, où l'on
peut, jusqu'à un certain point, comparer, chiffrer les résultats
d'un traitement, et établir *numériquement* la proportion des succès et des revers. Ici, les faits sont nuancés, mal définis, insta-
bles; il serait presqu'impossible de fixer avec quelque rigueur
les chances de guérison de tel ou tel genre de maladie. La
même affection se produit dans des conditions très-diverses, et
sa solution n'est souvent qu'apparente et passagère.

Cette considération peut s'appliquer également à la manière
d'étudier et de classer les maladies.

Au lieu de ces symptômes nets, réguliers, bien accentués, qui permettent de préciser un élément morbide, et de localiser son siége, on n'a généralement que des phénomènes variables, fugaces, qui rendent le diagnostic incertain, et la localisation difficile; au lieu de ces affections *carrées*, classiques, dans lesquelles le clinicien mesure avec le compas l'étendue de l'altération organique, vous observerez de ces maladies générales, protéiformes, sans lésion saisissable, ou dans lesquelles le mal se déplace incessamment. Il faut bien alors abandonner les erremens de l'organicisme, et se reporter aux larges conceptions de nos anciens maîtres, envisager les maladies dans leurs causes premières, dans leurs élémens généraux.

C'est ainsi qu'il faut reconnaître ces influences hygiéniques qui modifient lentement et profondément les organismes, ces viciations héréditaires ou acquises, dont la nature intime a échappé jusqu'à présent aux investigations de la science.

Avant d'arriver à la cachexie, ou même à une manifestation caractéristique, la *dartre*, le *rhumatisme*, la *scrofule*, la *syphilis*, le *cancer*, la *goutte*, le *tubercule*, développent pendant longtemps des accidens variés, des irritations nerveuses ou inflammatoires fixées alternativement sur différens organes.

Nous ne croyons pas, comme Broussais l'a dit dans sa verve satirique, que la fièvre, ou la dartre, soient une entité, *une bête à plusieurs pattes*, parcourant le corps pour y exercer ses ravages; mais nous croyons qu'il y a des élémens dyscrasiques, originels ou accidentels, ayant toute l'économie pour domaine, des dispositions morbides inhérentes à plusieurs systèmes organiques, et susceptibles de sommeiller plus ou moins de temps, pour se révéler ensuite dans divers points; nous croyons enfin qu'il y aurait erreur funeste à ne voir dans certaines maladies chroniques qu'une affection locale, développée isolément, sans précédens, sans racines dans le passé, sans germes pour l'avenir.

Nous regrettons de ne pouvoir nous étendre sur ce sujet, si beau et si important. Peut-être, parviendrions-nous à faire comprendre le mode d'action des eaux, et l'influence curative que peut avoir cette médication hygiénique sur l'élément général des maladies, sur les viciations constitutionnelles. Peut-être aussi, comprendrait-on le motif pour lequel les médecins de l'école moderne, toute *anatomiste* et *localisatrice*, admettent si difficilement l'efficacité des eaux, et s'en rapportent plutôt à des agens médicinaux, ou topiques, qui apaisent les symptômes, et laissent persister le mal.

J'ai donc rassemblé, dans le chapitre suivant, quelques-unes des idées qu'a fait naître dans mon esprit le spectacle si varié et si instructif qui, depuis huit ans, se présente à mon observation, pendant la saison des eaux. Je n'ai pas à présenter une description méthodique et minutieuse de chaque affection, je veux seulement esquisser à grands traits les figures principales du tableau, poser les groupes, de manière à faire juger l'ensemble. — J'espère ne pas en rester à cette ébauche.

Il y a près des sources minérales une mine trop riche de faits, pour qu'on ne se sente une certaine honte à ne pas travailler à l'épuration et à la coordination des doctrines médicales éparses et confuses, en ce qui concerne les maladies chroniques. Sur ce sol tant de fois exploré, je n'ai pas la prétention de découvrir des nouveautés, je cherche un point de vue d'où l'œil puisse embrasser aisément toute l'étendue du terrain, et il me semble apercevoir les objets sous un jour plus net.

CHAPITRE V.

DES MALADIES CHRONIQUES

Au point de vue de la médication des Eaux de Bains.

§ Ier.

Maladies dans lesquelles les Eaux de Bains sont plus particulièrement recommandées.

———

(A.) DES AFFECTIONS NERVEUSES.

Cette expression banale de *maladie nerveuse* qui se présente si souvent à la bouche du médecin embarrassé pour caractériser la nature d'une affection, — ce mot qui, pour les gens du monde eux-mêmes, ne déguise qu'imparfaitement notre ignorance, a cependant un sens, que je veux définir.

Et, d'abord, n'exprimât-il qu'une négation, que déjà il y aurait avantage à savoir que certaines souffrances ne dépendent pas de lésions organiques appréciables.

Le vulgaire ne se faisant point une idée nette du système nerveux, ni de ses fonctions, peut bien ne pas ajouter foi à des explications obscures. Mais le médecin, qui sait le rôle joué dans l'économie par ce système, doit comprendre, sinon la nature et le mécanisme de ses altérations, du moins l'influence qu'il exerce, par ses perturbations, sur les diverses fonctions dont il est le régulateur.

Loin de nous la prétention de vouloir préciser le mode de perversion d'un fluide sur lequel tout n'est encore que conjecture, et de nous aventurer dans les réactions et les combinaisons des différentes électricités.

Nous prenons la science où elle en est sur ce point. Nous

réservons la connaissance des phénomènes intimes et primordiaux, et ne nous attachons qu'aux données qui résultent de l'observation.

Le système nerveux a été divisé par Bichat en deux grands ordres : 1° celui de la vie animale ou de relation qui a pour centre l'appareil cérébro-spinal ; 2° celui de la vie organique ou intérieure, dont les principaux foyers sont rassemblés autour des gros vaisseaux cachés derrière les grands viscères de la poitrine et du ventre.

Les maladies qui affectent le premier ordre, ne nous arrêteront guère. Elles sont faciles à saisir, à localiser, les phénomènes en sont tranchés, la médecine moderne a poussé loin leur étude diagnostique, elles rentrent dans le cadre des maladies classiques.

On les divise en deux catégories : 1° celles qui portent sur la sensibilité, — névralgies ; — 2° celles qui portent sur la motilité, — paralysies. Nous aurons occasion de revenir sur quelques-unes des plus importantes et des plus communes.

Maintenant, je veux insister sur les maladies affectant le système nerveux organique. Elles nous inspirent beaucoup d'intérêt, parce qu'elles sont très-fréquentes à nos eaux, que ces dernières ont quelque vertu dans ces cas où les autres moyens en ont si peu, parce que malgré de remarquables travaux, elles offrent encore de l'obscurité, et qu'enfin, sans compromettre immédiatement la vie, elles font le désespoir de nombreux malades par la longueur et la bizarrerie des souffrances qu'elles déterminent. C'est à elles que s'applique ce que nous avons déjà dit des affections nerveuses en général, de leur instabilité, de leurs connexions pathogéniques avec divers élémens morbides.

Avant de développer ce sujet, qu'il me soit permis de rappeler en quelques mots en quoi consiste le système nerveux organique.

Des filets grêles et rougeâtres, irrégulièrement entrelacés, entourent les vaisseaux sanguins, et pénètrent avec eux, en se divisant dans la trame des organes. Ces nerfs, rassemblés dans certains points et présentant des renflemens ganglionnaires, forment des *plexus* qui sont regardés comme les centres des actions nerveuses de ce système.

La physiologie reconnaît à ce dernier la direction des mouvemens moléculaires qui constituent la vie végétative. Tous les tissus sont imprégnés de sa substance ; il préside aux fonctions assimilatrices et gouverne tous les agens de la nutrition. Depuis l'estomac qui reçoit les alimens et leur fait subir la première préparation, jusqu'aux organes sécréteurs qui expulsent les produits devenus inutiles ou nuisibles ; partout, il faut admettre son intervention aussi active que mystérieuse. C'est sous sa dépendance que s'exécutent toutes ces transformations qui élèvent successivement la matière inerte aux conditions de vitalité, et la font redescendre à la condition de résidu. Pour se faire dans le silence, et à l'abri des investigations, ses opérations n'en sont pas moins certaines. Nous ne voyons pas comment il agit, mais il agit. Ce ne sont pas les lois physiques et chimiques qui régissent toutes seules les actes vitaux, elles s'exécutent dans une certaine mesure, — tous les jours on en découvre quelques applications, — mais elles sont subordonnées à ce fluide spécial, à cet *impondérable* qui a pour conducteur et pour siége les nerfs. Ce sont les lois propres de ce fluide qui règlent le mode d'action des forces chimiques, qui font, par exemple, que pendant une certaine période la nourriture sert à l'accroissement de l'individu, et pendant une autre à son entretien seulement ; que dans certains cas, au milieu de conditions analogues, les uns s'épanouissent en une vigoureuse organisation, et les autres languissent en une chétive structure.

Mais j'ai hâte de sortir de ces considérations inutiles pour

les uns, et insuffisantes pour d'autres. Je voulais arriver à bien
établir qu'il existe entre le système nerveux organique et l'ensemble des fonctions nutritives des rapports directs, incessans,
une dépendance réciproque;—de manière à faire concevoir que
les viciations primitives, héréditaires de ce système, doivent
entraîner des altérations organiques locales ou générales,—de
même que les influences secondaires, accidentelles, qui troublent profondément la nutrition, doivent amener une perversion
dans les actes nerveux.

Ainsi,—d'une part, les vices dartreux, cancéreux, goutteux, etc., ont leur raison d'être dans une certaine aptitude
organique, insaisissable, longtemps latente, puis se manifes-
tant quelquefois par des désordres nerveux vagues, incoërci-
bles, avant que n'éclatent les altérations pathognomoniques;
—d'autre part, des cachexies accidentelles résultant, soit de
mauvaises conditions hygiéniques, soit d'une suspension dans
la vitalité de quelqu'organe,—de la matrice à la puberté et à
l'âge critique, de l'estomac, du foie ou des reins, dans certaines altérations de ces organes,—dans tous ces cas la réparation devenant insuffisante, l'hématose imparfaite, l'émaciation
se prononce; mais en même temps, le système nerveux devient
désordonné, et manifeste sa souffrance par des phénomènes
variés.

Pour qu'il y ait silence et régularité dans les actes de ce
système, il faut équilibrer entre eux les appareils, en stimulant les apathiques, et calmant ceux qui sont surexcités. Il faut
rétablir dans de justes limites la masse du sang augmentée ou
diminuée en quantité ou en qualité.

Comme il n'y a pas de moyen direct et sûr d'atteindre et de
comprimer ces troubles nerveux, la seule voie est d'agir sur
la nutrition, en réunissant autour de l'organisation malade
toutes les conditions les plus propices à sa restauration.

C'est ce but qu'on cherche à remplir, autant que possible, par l'usage de nos eaux.

Quel que soit le point de départ, — vice constitutionnel ou acquis, — déviation nerveuse ou humorale, — il arrive une époque dans les maladies chroniques, où le mal est partout, dans les nerfs, comme dans le sang et la fibre; il y a *cachexie*. La pathologie a réservé ce nom au degré le plus avancé de l'altération générale. Je crois devoir reconnaître la cachexie plutôt. Dès que plusieurs symptômes de même origine se sont produits en divers points, dès que certains désordres nerveux coïncident avec un affaiblissement des forces assimilatrices, je vois les caractères de la cachexie. — Il ne faut pas confondre celle-ci avec la *diathèse* qui n'exprime que le fait de la dissémination d'un principe morbide.

En présence d'un organisme détérioré dans tous ses élémens, et d'une manière plus ou moins profonde, que peut-on attendre d'une médication dirigée sur un seul de ses élémens, et par une seule voie ? Évidemment ce ne sera pas trop d'attaquer le mal, à la fois, sur tous les systèmes affectés.

En même temps qu'on administrera des anti-dartreux, des anti-scrofuleux, des anti-chlorotiques, etc., on calmera les nerfs, on excitera les mouvemens moléculaires de la nutrition et de l'hématose, en un mot, on rétablira, par un concours de circonstances des plus favorables, le jeu normal et spontané des fonctions organiques.

Voilà ce que la médication hygiénique des eaux tend à réaliser. Elle s'aide, quand il est nécessaire, des médicamens spéciaux dirigés contre les principes délétères ; mais elle remplit à elle seule les indications variées de la réorganisation vitale.

(B.) DE L'HYSTÉRIE ET DE L'HYPOCONDRIE.

Ces deux grandes affections se sont partagé, comme deux sœurs, l'empire de la souffrance nerveuse ; l'une s'est imposée aux femmes, et l'autre aux hommes. Toutes deux présentent, sous des faces diverses, le type le plus complet des affections nerveuses.

C'est la maladie des nerfs généralisée, propagée du système de la vie végétative à la vie de relation. Toutes deux procèdent *le plus souvent*, — pas toujours, — de la souffrance, de l'inertie fonctionnelle de quelqu'organe important, — de l'utérus chez la femme, de l'appareil gastrique chez l'homme, — le dérangement d'un rouage de l'économie amène bientôt le ralentissement de toute la machine. Les actions nerveuses deviennent désordonnées, perverties, la douleur apparaît, les phénomènes vitaux sont intervertis, et enfin, consécutivement, le système cérébro-spinal entre en scène et attire toute l'attention par la bizarrerie de ses écarts.

Esquissons quelques-uns des traits *communs* et *distinctifs* de ces deux maladies.

Les premiers sont essentiels, ils établissent l'identité de nature ; les seconds sont accessoires, et tiennent à des particularités individuelles.

L'hystérie et l'hypocondrie sont deux névropathies générales, rares aux deux extrémités de la vie. La première affecte les femmes de quinze à trente ans ; la seconde, les hommes de trente à cinquante.

Ainsi que les noms l'indiquent, il y a un point de départ local représentant sous le rapport du sexe et de l'âge la partie qui a le plus d'importance fonctionnelle.

Chez la femme, à l'époque de la puberté, l'utérus s'anime,

prend une grande importance physiologique. Il exerce sur les autres organes une influence sympathique qui, dans certains cas, devient imparfaite et vicieuse; l'essor est entravé. De là une confusion dans tous les actes vitaux qui attendaient une impulsion franche et réglée.

Chez l'homme, à l'époque de l'âge mûr, il y a vers l'appareil digestif une prédominance de vitalité caractérisée par le développement de l'embonpoint, et le goût des plaisirs de la table. Si ce surcroît d'activité est perverti, que les maux d'estomac et les dyspepsies surviennent, au lieu d'une réaction salutaire sur toutes les fonctions, l'individu devient pâle, maigre, le sang s'appauvrit, le système nerveux s'exalte et se révèle par des sensations douloureuses et des actes anormaux.

L'affection du nerf grand sympathique se trahit dans les deux cas par deux symptômes presque constans : la *boule hystérique* et l'*anxiété hypocondriaque* ou *præcordiale*. La première est un spasme des plexus pulmonaires et pharyngés, qui donne la sensation d'une vapeur, d'un corps qui monte et s'arrête à la gorge ; la seconde est un spasme des plexus solaires, qui donne la sensation de plénitude, de vague, et qui très-souvent s'accompagne d'un battement épigastrique, ou pulsation de l'aorte ventrale, que je regarde comme un signe caractéristique, mal apprécié par les auteurs.

Je n'insisterai pas sur les palpitations, les étouffemens, les sensations extraordinaires ou douloureuses qui peuvent se montrer partout, les perversions fonctionnelles de tous genres qui peuvent affecter tous les organes. — Toute cette symptomatologie si compliquée, que l'on observe quelquefois sur le même individu, à diverses époques, est commune aux deux affections. Je ne m'arrêterai que sur un point : sur la manière différente dont elles agissent sur le centre cérébro-spinal.

Dans l'hystérie, c'est sur la moelle épinière que s'opère surtout la propagation de l'irritation, parce que, sans doute, les nerfs utérins affectés primitivement se sont en rapport plus immédiat avec les nerfs spinaux.

Dans l'hypocondrie, c'est au cerveau qu'a lieu l'excitation sympathique, parce que les nerfs de l'estomac sont en rapport avec le pneumogastrique. Quoiqu'il en soit de cette explication tirée de l'anatomie, et à laquelle je n'attache pas d'importance, dans l'hystérie, le désordre de l'innervation porte sur le mouvement, et, dans l'hypocondrie, sur l'intelligence. Dans le premier cas, ce sont des convulsions, et quelquefois la paralysie; dans le second, c'est un genre spécial de délire. Certains auteurs, ne considérant ces maladies qu'à leur dernière période et ne tenant pas compte de leur mode de production et de leur marche, ont même pu regarder l'hystérie comme une affection de la moelle épinière, et l'hypocondrie comme une simple variété de folie; sanctionnant ainsi l'expression vulgaire et fausse de *maladie imaginaire*.

Il faut observer, — comme je suis dans le cas de le faire si souvent, — ces gens de la campagne, laborieux, absorbés par les sentimens et les intérêts de famille, tomber peu à peu dans un état d'agitation nerveuse, d'inquiétude, de douleurs vagues et incompréhensibles, puis devenir indifférens à l'égard de leurs plus chères affections, parler sans cesse de leurs maux; il faut avoir vu, dis-je, de tels faits, pour sentir combien est erronée l'opinion de ceux qui ne veulent voir dans l'hypocondriaque qu'un monomane égoïste, dont toutes les sensations sont imaginaires.

Quand on suit le mode de développement, la gradation des symptômes, il est facile de se convaincre que le cerveau, ou la moelle épinière, ne sont affectés que consécutivement et sympathiquement. Cette excitation secondaire se montre plus ou moins facilement suivant les individus. Parfois les désordres nerveux du grand sympathique persistent longtemps, et au plus haut degré sans qu'il survienne de convulsions, ni d'excitation cérébrale ; et dans d'autres cas, ces derniers effets apparaissent dès le début, en même temps que les aberrations de sensibilité et de contractilité qui constituent la névropathie. En ne tenant compte que de ces derniers cas, on peut s'abuser sur le point de départ de la maladie.

Au reste, il y a dans ces affections des nuances et des degrés infiniment variés. Depuis les sensations bizarres et l'impressionnabilité, si l'on peut ainsi dire, de l'*homme nerveux*, jusqu'à cette exaltation presque fébrile, où le malheureux hypocondriaque, incessamment tourmenté par des douleurs indéfinissables, des terreurs sans objet, et des préoccupations égoïstes, devient un véritable monomane ; — depuis les crises légères, les spasmes, les défaillances qui caractérisent la *femme vaporeuse*, jusqu'à ces convulsions, violentes et continues, de tous les muscles des membres et des viscères ; — la surexcitation nerveuse, ou *hypersthésie*, peut parcourir tous les degrés, et provoquer des troubles sympathiques dans tous les organes.

En dehors des manifestations purement nerveuses, portant sur la sensibilité, la motilité et l'intelligence, il est une autre expression symptomatique déja signalée, et sur laquelle je ne puis trop revenir, c'est l'affaiblissement de la nutrition, c'està-dire des fonctions végétatives. Cet épuisement se traduit en pâleur, maigreur, flaccidité des chairs, impuissance des muscles à soutenir un effort régulier et continu.

Que la dépression des forces assimilatrices, le relâchement des fibres et l'appauvrissement du sang soient primitifs ou secondaires, ils existent toujours plus ou moins, ils font partie intégrante de la maladie, et en forment le côté, sinon le plus apparent, du moins le plus important, sous le rapport thérapeutique.

11

En effet, nos moyens directs d'action sur le système nerveux n'offrent pas au praticien des ressources sérieuses. Les calmans et les antispasmodiques n'ont qu'un effet éphémère, bon seulement pour les cas extrêmes, où il faut d'abord apaiser une trop vive perturbation.

Aussi, que reste-t-il, dans l'esprit du médecin judicieux, de cette longue série de médicamens successivement prônés contre les deux affections réfractaires qui nous occupent? Après en avoir essayé quelques-uns des plus rationnels, et n'en avoir obtenu qu'un effet nul ou momentané, souvent il renonce à tout traitement, se renferme dans l'indifférence, croyant avoir assez dit en assurant au malade et aux parens qu'il n'y a point de danger; — heureux si même, pour mettre à couvert son amour-propre, il n'affirme pas qu'il n'y a point de maladie réelle, que tout est imaginaire, *nerveux*.

Et le pauvre patient, outre ses douleurs et ses tourmens, se voit encore en but aux dédains, quelquefois aux moqueries de ceux qui l'entourent.

Nous avons vu qu'arrivées à un certain degré, les affections nerveuses sont tellement entrées dans la constitution du sujet, que pour les modifier, il faut s'attaquer à celle-ci.

Le traitement hygiénique, le traitement par ces eaux que j'appelle *simples*, par opposition à celles qui sont plus positivement médicamenteuses, est le plus sûr moyen de refréner les nerfs en effervescence.

Je ne parlerai pas de leur action sédative, directe, de la boisson de ces eaux douces, de ces longs bains tièdes qui modèrent la fougue nerveuse, équilibrent les forces, ralentissent le pouls, détrempent les tissus crispés et relâchent les fibres en éréthisme.

La principale action, pour moi, consiste dans l'impulsion imprimée aux fonctions nutritives. Les efforts doivent tendre de ce côté, soit par les moyens thermaux, soit par les moyens hygiéniques : — exciter des réactions, fouetter le sang, développer l'appétit, faciliter les digestions, ouvrir les sécrétions, multiplier les influences vivifiantes; — j'ai fait connaître les différens moyens qui sont à notre disposition pour arriver à ces résultats. C'est ici que les procédés hydropathiques trouvent leur emploi combiné avec nos eaux.

Il est enfin une troisième action qu'il ne faut pas négliger dans le traitement des névropathies générales, c'est, par des moyens spéciaux, de modifier l'organe qui est primitivement affecté, le point de départ de la perturbation générale.

Nous savons que pour l'hystérie, c'est l'utérus, et pour l'hypocondrie, l'estomac.

Les affections de ces deux organes dominent tellement toute l'histoire des maladies chroniques, elles s'y trouvent mêlées si constamment, soit à titre de cause, soit à titre d'effet, soit comme phénomène principal, soit comme complication, que je dois en reproduire les traits les plus saillans.

L'utérus, chez la femme, est le pivot des réactions morbides du système nerveux, des perversions vitales qui troublent et compromettent la santé; —l'estomac est le centre d'où rayonne, chez l'homme, l'irritabilité et la viciation humorale.

(C.) GASTRALGIE.

De toutes les névroses, c'est sans contredit la plus fréquente; il est rare que les autres n'en soient pas compliquées, et souvent elle existe seule.

Nous entendons le mot de gastralgie, ou *mal d'estomac*, dans le sens le plus étendu, c'est-à-dire que ce n'est pas seulement une affection caractérisée par la douleur, mais par tout dérangement dans l'exercice régulier de la fonction digestive. Ainsi, nous faisons dépendre de la gastralgie : — l'inappétence, — la perversion du goût, ces désirs capricieux et impérieux de substances insolites, et ces répulsions pour des alimens habituels; — l'appétit immodéré, ce besoin incessant de manger aussitôt après les repas, — la dyspepsie, ou digestion pénible, longue, s'accompagnant de tension, de gonflement, de sensibilité épigastrique, d'éructations; — les vomissemens répétés soit à jeun, soit après les repas; — les vices de sécrétion gastrique, tantôt des liquides glaireux, acides ou bileux, tantôt des gaz qui distendent douloureusement l'estomac et ne sont qu'imparfaitement expulsés; — l'inertie fonctionnelle, par laquelle l'organe se refuse à l'élaboration et à l'absorption des matériaux qui lui sont confiés; — enfin, la douleur qui peut revêtir tous les caractères, depuis l'embarras, les tiraillemens, jusqu'aux sensations de brûlure, de déchiremens qui arrachent des cris aux malades; — tous ces symptômes appartiennent à la gastralgie et traduisent le désordre dans les actes nerveux de l'estomac.

Quelles que soient l'origine et la destination des différens nerfs de cet organe, il existe entre eux des rapports fonctionnels qui relient les symptômes. Chacun de ces derniers peut exister isolément, mais les modifications de sensibilité entraînent souvent les altérations de contractilité et de sécrétions.

Dans certaines circonstances déterminées, suivant les causes organiques, c'est plus spécialement tel ou tel groupe de phénomènes qui prédomine. Cependant, il ne faut pas attacher trop d'importance aux distinctions basées sur ces caractères symptomatologiques. Ils seraient bien précieux, s'ils pouvaient, — comme les différentes formes de vascularisation dans l'œil, ou d'ulcération dans la gorge, ou d'éruption sur la peau, — servir à faire remonter sûrement à la cause première, à la *diathèse* dont ils ne sont souvent qu'une expression. Malheureusement, les troubles fonctionnels de l'estomac sont variables et peu en rapport avec l'élément morbide ; il faut chercher ailleurs des indices qui révèlent ce principe générateur.

Sans doute, il y a des gastralgies essentielles, qui dépendent uniquement d'une irritation spontanée des nerfs gastriques, d'une exagération du tempérament nerveux, ou d'une imperfection originelle du système digestif.

Il en est d'autres qui ont encore leur siége exclusif dans les nerfs de l'estomac ; mais elles sont consécutives à un ébranlement, ou épuisement trop considérable de tout le système. Telles sont les gastralgies se développant sous l'influence de passions tristes, d'excès vénériens, d'excitations alcooliques ou médicamenteuses, comme le café, le sulfate de quinine ; ou de stupéfians, comme l'opium et le tabac.

D'autres résultent à la fois de l'affaiblissement direct des forces digestives et de l'anémie dans laquelle tombe l'organisme, à la suite de privations, de jeûnes trop prolongés, de diètes intempestives. On connaît les sensations douloureuses qui accompagnent la faim ; ce que l'on ne sait pas aussi bien, c'est qu'il existe une *faim chronique*, c'est-à-dire une maladie nerveuse engendrée par l'abstinence. Combien les doctrines médicales de Broussais, exagérées par ses disciples, n'ont-elles pas jeté de pauvres estomacs dans l'impuissance et le dérèglement, par l'abus de la diète et des antiphlogistiques ! On en est bien revenu ; cependant, il y aura toujours pour le praticien une chose difficile à saisir, c'est le moment opportun où l'on doit commencer à donner de la nourriture dans les maladies aiguës, les fièvres, surtout dans celles qui s'accompagnent d'un certain état de phlogose du tube digestif. Trop tôt, on irrite, trop tard, les organes sont tombés dans le spasme et l'inaptitude, qui permettent difficilement l'usage des alimens et tendent à se perpétuer.

Parmi les causes premières de la gastralgie, il en est qui sont indépendantes de l'estomac; il supporte la peine d'un mal qui n'était pas primitivement en lui, il est choisi comme le théâtre d'une action qui doit être produite quelque part dans l'économie.

Les *goutteux* sont parfois exposés à des irritations gastriques dont ils connaissent parfaitement la source; ils savent que ce genre d'attaque se comporte avec la même brusquerie que sur leurs articulations. — Les *dartreux* souffrent quelquefois pendant plusieurs années d'un mal d'estomac qui disparaît avec la réapparition sur la peau d'une éruption ancienne. — Les *rhumatisans*, après avoir éprouvé dans certaines circonstances des douleurs en divers points, voient les symptômes de la gastralgie se montrer avec intensité, résister à tous moyens, et puis se dissiper au moment où ils s'y attendaient le moins. — J'ai vu mourir bien des *cancéreux* qui avaient passé longtemps pour des malades imaginaires, quand ils se plaignaient de leurs maux d'estomac. — Il n'est pas rare aussi de rencontrer des *tuberculeux* qui sont gastralgiques longtemps avant que n'éclate la maladie de poitrine.

Il arrive souvent que la névrose de l'estomac est symptomatique de l'affection d'un autre organe, affection qui peut rester latente, alors que les accidens du premier sont très-intenses.

De tous les organes, c'est l'utérus qui éveille le plus facilement ces sympathies morbides. On connaît les troubles de l'estomac qui signalent les premiers mois de la grossesse. Dans les maladies de matrice : engorgemens, ulcérations, fleurs blanches, aménorrhée, c'est encore une semblable réaction qui se produit. La plupart des femmes qui nous arrivent pour être traitées de gastralgies, taisent ou ignorent l'affection utérine à laquelle elle sont en proie.

Il est important de distinguer, sous le rapport de la nature des gastralgies, les symptomatiques et les idiopatiques. Les premières, plus nombreuses, sont sous la dépendance de la *maladie mère*, à laquelle il faut surtout s'adresser.

Quoiqu'il en soit de toutes ces influences pathogéniques, je regarde la gastralgie comme provenant toujours d'une atonie, d'un défaut de vitalité, d'une faiblesse radicale dans l'organe digestif. S'il était robuste, il serait silencieux, et ses fonctions passeraient inaperçues, ainsi qu'on l'observe chez ceux qui ont un bon estomac, *et ne savent pas où il est placé*. Je serais donc porté à penser que la division des névroses gastro-intestinales en sthéniques et asthéniques est mal fondée en principe, elle ne repose que sur une apparence, — la surexcitation déréglée, prise pour un excès de force. Or, un organe véritablement fort est calme, il exécute simplement et complètement le travail qui lui est soumis, et ne s'emporte pas en mouvemens désordonnés.

Les *névroses* de l'estomac devront être distinguées des *inflammations* et du *squirrhe* de l'organe. Dans les cas tranchés, rien n'est plus facile, mais il en est où le diagnostic différentiel est embarrassant; et cependant les erreurs sont funestes, car les traitemens sont opposés. Je suis à même d'observer de nombreux exemples de méprises à cet égard. Les individus souffrant de l'estomac se rendent indistinctement aux eaux sans avis du médecin. Telle personne, disent-ils, avait une *gastrite*, elle est allée à Bains, et s'y est guérie; nous avons le même mal, nous devons éprouver le même effet. En général, tous les malades qui s'entretiennent de leurs maux dans les piscines ne manquent pas de les trouver identiques, et de se conseiller réciproquement l'emploi des traitemens qu'ils ont déjà suivis. Voilà l'empirisme. L'empirique a *un remède pour les maux d'estomac*. Bennech fait manger du beafteck assaisonné de poudres stimulantes, un autre la graine de moutarde blanche, un autre du camphre, du charbon, etc. Chacune de ces substances peut être efficace, mais il faut qu'elle soit appropriée à l'espèce morbide.

Pour les eaux, je m'empresse de déclarer que, dans le squirrhe, elles sont toujours nuisibles ; dans les inflammations, le résultat est incertain, l'usage demande de grandes précautions, parce qu'elles peuvent encore devenir funestes. Enfin, dans les névroses seules, qui sont du reste les plus communes, on peut en retirer de bons effets. Ces derniers varieront encore suivant les espèces de gastralgies. Il en est de rebelles, il en est qu'il faut combattre par des moyens différens. Les considérations de cause première doivent guider dans le pronostic et le traitement ; — parfois elles sont difficiles à établir. Au moins, faut-il bien préciser le diagnostic en ce qui touche les grandes divisions.

L'altération organique des parois de l'estomac est quelquefois longtemps latente, et ne se montre pas avec les signes pathognomoniques d'hématémèse et de tumeur épigastrique. Ces signes, d'ailleurs, n'appartiennent qu'à un état tellement avancé qu'il est au-dessus de toute ressource. Dans la période de début, et sous la forme latente, on se méprend souvent sur la véritable nature du mal, et l'on attribue volontiers les accidens à un simple dérangement nerveux.

J'ai cru reconnaître un moyen diagnostique qui me trompe rarement. Quand il y a déposition ou formation squirrheuse dans un point de l'estomac, les accidens se rattachent exclusivement au travail de la digestion. Quelles que soient la nature et la quantité d'alimens introduits, la douleur, le gonflement, les éructations acides ou gazeuses se produisent au bout de quelque temps, et cessent complètement lorsque l'organe est vide ; l'appétit est conservé, la langue belle. Dans les affections nerveuses, il y a plus de caprice et d'irrégularité dans les souffrances qui se montrent parfois à jeun et peuvent cesser pour reparaître ou se modifier. Dans les gastrites chroniques, il y a persistance du mal dans l'intervalle des repas, douleur immédiate après l'ingestion alimentaire, perte d'appétit et sécheresse de la langue, tension et sensibilité habituelle à l'épigastre et souvent la fièvre.

Il faut bien le dire, il est des gastralgies qu'on peut soulager mais non guérir. Certaines personnes ont l'estomac faible, mal conformé, comme d'autres ont la poitrine, ou un membre. C'est un organe qui n'est pas dans les conditions de développement normale, ni d'aptitude fonctionnelle. C'est en vain qu'on tentera par des moyens artificiels de le faire agir, bientôt il retombera dans son impuissance. Il faudrait, comme on dit vulgairement, le *refondre*. Le malade doit en prendre son parti; il doit vivre avec son ennemi, ne pas s'acharner à le poursuivre par des médications et des consultations incessantes; car il pourrait bien exaspérer son mal. Tandis qu'avec des soins, un régime bien ordonné, —régime que l'on s'est choisi par le tâtonnement et l'expérience, — on peut vivre, et vivre longtemps.

J'ai connu ainsi grand nombre de personnes souffrant depuis vingt ou trente ans, et, qu'on me passe l'expression, qui ne s'en portaient pas plus mal. En effet, il est à remarquer que ces individus maladifs jouissent d'une sorte d'immunité pour les affections graves, épidémiques ou accidentelles, qui sévissent fortement sur les sujets vigoureux. Est-ce par la régularité de leur vie, les précautions de toute sorte dont ils s'entourent, ou par une espèce d'acclimatement morbide, qu'ils sont ainsi à l'abri des grandes crises, provoquées par les influences délétères, et au milieu desquelles succombent souvent les plus belles organisations? Nous ne savons, mais le fait est certain, et M. Fouquier a pu jadis soutenir une thèse sur *l'avantage des constitutions faibles.*

Il est des gastralgies qui se guérissent temporairement, ce sont les gastralgies liées à une diathèse rhumatismale, chlorotique, ou autre ; elles se guérissent, soit parce qu'il est de leur nature de disparaître après quelque temps de séjour, soit parce que les moyens employés ont modifié le principe général sous la dépendance duquel elles se trouvaient. Mais elles reparaissent quand ce principe, — plus facile à comprimer qu'à effacer, — se développe de nouveau.

Il est enfin des gastralgies accidentelles, se rattachant à une cause qui a épuisé son action, ou qui peut être entièrement détruite ; celles-là sont curables, un traitement approprié en fait justice.

Quel est ce traitement ? y a-t-il un remède unique, ou bien chacun des nombreux médicamens préconisés dans cette affection, a-t-il son indication spéciale qu'il faut choisir ; pour en tirer quelque profit ? Tout en reconnaissant l'avantage incontestable qu'on obtient parfois des amers, des ferrugineux, du sous-nitrate de bismuth, etc., je ferai observer que nos malades ont généralement épuisé la série de ces moyens. En l'absence d'un remède spécifique, et pour ne pas rester livré aux hazards de l'empirisme, il est bon d'avoir une indication générale, un principe de thérapeutique, auquel on puisse toujours se rattacher.

Je n'en vois pas de plus juste et de plus large que celui qui a été formulé dans ces mots : *calmer sans affaiblir, fortifier sans irriter.* C'est ce problème difficile que la médication des eaux me semble pouvoir résoudre.

Un calmant n'affaiblit pas, lorsqu'il n'enchaîne pas les actions nerveuses, — comme les remèdes réputés calmans, — et lorsqu'il ne soustrait pas au sang ses principes constituans, — comme la diète et les émissions sanguines.

Un fortifiant n'irrite pas, lorsque l'accroissement des forces s'opère doucement et sans secousses, et que les élémens réparateurs pénètrent graduellement dans un organisme bien préparé à les recevoir.

En un mot, la modération dans la double action *répressive* et *corroborante*, tel est le secret de la médication que l'on doit diriger contre les affections nerveuses en général, et contre les gastro-entéralgies en particulier.

Or, n'est-ce pas là précisément l'influence spéciale de nos eaux ? Elles agissent insensiblement, elles n'excitent pas ces mouvemens d'humeurs, ces réactions, dont on ne peut toujours calculer les effets ; elles pénètrent d'une énergie nouvelle les forces languissantes, elles augmentent la vitalité des organes, et coordonnent leurs actes.

Comme nous l'avons fait voir dans le chapitre précédent, ce mode d'action résulte d'un ensemble de circonstances favorables, et de moyens bien combinés, tendant à produire, d'une part, une sédation du système nerveux, et, de l'autre, une activité et une perfection plus grandes dans les fonctions assimilatrices.

J'attache plus d'importance à ces indications et à ces moyens généraux, qu'aux indications tirées de l'état local, et aux moyens dirigés sur l'organe malade. Ceux-ci ont des effets plus marqués, et ceux-là en ont de plus durables. D'ailleurs, ils se complètent les uns par les autres.

Celui qui penserait guérir une affection nerveuse des voies digestives avec quelque poudre antispasmodique, ou quelque préparation stomachique, se tromperait grandement. Il calmera la douleur, ou fera digérer pour un temps ; il rétablira artificiellement la fonction ; mais les organes se lasseront bientôt de cette vie factice, ou ils deviendront blasés, et on se trouvera dans la nécessité de changer de remèdes, ou de les cesser tout-à-fait.

En même temps qu'on excite l'estomac, il faut lui fournir une alimentation convenable, et il faut surtout favoriser l'absorption, en donnant un libre cours aux émonctoires et en activant le jeu des organes qui président à l'hématose.

Car le but n'est pas seulement de faire digérer par l'estomac les substances alimentaires ; c'est principalement de les rendre assimilables, c'est que le foie, les reins, la peau, les poumons, exécutent sur le sang leur travail d'élaboration et de dépuration d'une manière vive et complète.

En réunissant toutes les qualités d'une bonne nutrition, l'ensemble du système nerveux acquiert plus de force, et l'appareil gastrique suit le mouvement général. Il puise une énergie nouvelle dans ce concours de toutes les fonctions ramenées à leur type normal.

La médication thermale répond assez bien à ces principales données. On calme et on tonifie le système nerveux par les bains frais prolongés, — on stimule doucement l'estomac par les boissons chaudes et par les douches épigastriques, — on aiguillonne la peau par les réactions hydropathiques et les douches générales, — les reins par d'abondantes boissons diurétiques, — le poumon et le système musculaire par l'exercice de la promenade, — et, enfin, l'on fournit les élémens de réparation par un régime alimentaire succulent et varié.

Il n'entre pas dans le plan que je me suis tracé de descendre dans les détails du traitement, et de formuler le *modus faciendi* propre à chaque espèce de gastralgie. J'avouerai, d'ailleurs, que ces préceptes spéciaux sont bien difficiles à poser d'une manière rigoureuse, ce sont des nuances qu'il faut laisser à l'appréciation spontanée, et au tact du praticien.

(D.) DE L'HYSTÉROPATHIE.

Je ne voudrais pas me donner le travers d'inventer un mot,
surtout sans avoir à y adapter une idée nouvelle. Mais, vraiment, je ne trouve pas d'autre expression pour rendre la
manière synthétique dont je voudrais envisager les affections de
matrice.

J'ai à soigner aux eaux un grand nombre de femmes de
tout âge et de toute condition, offrant au premier aspect des
maladies très-diverses, et je ne puis me défendre de cette
impression générale, c'est que l'utérus joue toujours un rôle
plus ou moins important au milieu des dérangemens qui surviennent dans leur économie, à l'état chronique. Depuis la
puberté, où la naissance des fonctions utérines donne si souvent lieu à la diathèse chlorotique, jusqu'à l'âge de retour,
où la mort de ces mêmes fonctions s'accompagne d'un autre
cortège de symptômes, l'appareil utérin reste toujoure le régulateur de la santé, le pivot des manifestations morbides.

Je pense qu'il est avantageux d'embrasser d'un seul coup
d'œil, et sous une même dénomination, les trois genres de
maladies qui frappent à trois âges différens l'organe générateur
chez la femme : — l'*aménorrhée*, la *métrite* et les *accidens de
l'âge critique*.

Chacun de ces groupes appartient à une phase distincte de la
vie utérine, et se montre avec des caractères particuliers. Mais
il est quelques traits généraux que je veux d'abord indiquer.

C'est le propre des organes qui ne sont pas essentiels à la vie
de devenir, par leurs altérations, le point de départ et le centre
d'une perturbation générale, d'un état de souffrance lent et
continu de toute l'économie. Que le poumon, le cœur ou le
cerveau soient sérieusement lésés, et bientôt la vie sera compro-

mise, la maladie sera toujours locale parce que l'organe affecté est assez important pour concentrer le travail morbide et fixer toute l'attention. Mais que ce soit la matrice au contraire, — on peut vivre longtemps avec une matrice malade, — les diverses fonctions vont successivement se troubler par sympathie, ces troubles deviendront même les signes les plus marqués; il se développera peu à peu un état cachectique dans lequel les actions organiques se ralentissent, la nutrition se fait mal, l'hématose est imparfaite.

Tel est le caractère général des affections de l'utérus. En sorte qu'on pourrait à bon droit se demander si ces affections sont bien en effet le centre, la cause pathogénique de l'altération constitutionnelle, ou si elles n'en sont pas simplement un accident, une manifestation locale.

Sans doute, quand la viciation humorale, la débilité et la perversion des forces vitales ont atteint un haut degré, il est difficile de croire qu'elles sont encore sous la dépendance d'une affection si minime et si obscure; dans tous les cas, elles demandent à être prises en considération, et nécessitent un traitement à part. — La cause disparaît en quelque sorte devant l'importance des résultats.

Mais, dans beaucoup de cas, bien que cette cause, — la souffrance de l'utérus, — soit dissimulée par les désordres sympathiques de divers organes, il ne faut pas oublier que c'est toujours le foyer où s'entretient le feu de l'irritation, et d'où s'élèvent les irradiations morbides. De sorte que, sans négliger les indications qui naissent des différentes complications, on doit s'attacher surtout à extirper le mal dans sa racine, et à diriger ses principaux moyens sur l'organe primitivement malade.

C'est un fait irrécusable que la fréquence plus grande, de nos jours, des affections utérines. A la ville et à la campagne, la plupart des jeunes filles commencent leur carrière par la dysménorrhée, la continuent par la leucorrhée et les engorgemens, et la finissent souvent par le squirrhe ou les tumeurs.

On a cherché à expliquer cette fréquence par les habitudes sédentaires, par les progrès de l'éducation qui, en développant prématurément l'imagination, donnent lieu à une précocité de sentimens peu en rapport avec le développement organique; par les mœurs nouvelles d'une civilisation avancée qui font naître incessamment des causes de stimulation et de désirs sans la satisfaction qui complète et apaise.

Je suis loin de méconnaître l'influence de ces causes; mais il en est une qui les domine toutes et que je veux indiquer, quelque philosophique et détournée elle puisse paraître.

Depuis un demi-siècle, la population s'accroît en France d'une manière prodigieuse; c'est depuis cette époque que les maladies utérines et la phthisie, — dont je ferai voir les connexions, — ont aussi agrandi leur domaine. N'y aurait-il pas quelque rapport entre ces deux faits? la quantité n'est-elle pas aux dépens de la qualité? N'est-ce pas une loi providentielle que toute exhubérance vitale porte avec elle son germe de mort? Dans notre société moderne, l'excès est partout : l'excès de travail et de privations marche à côté de l'excès d'oisiveté et d'intempérance. — Le besoin de jouissances de plus en plus étendues et relevées provoque une ardeur qui emporte au delà des conditions normales de la vie. — Les considérations de pureté des races n'entrent pour rien dans le choix des unions. — Les hommes se marient trop tard et les filles trop tôt. — Les familles s'éteignent après trois ou quatre générations. — On ne trouve plus d'organisations vivaces que dans certaines campagnes où l'homme mène une vie sobre, réglée et pas trop laborieuse.

Cette loi de dégradation et d'épuisement de l'espèce ne s'exerce que dans une certaine mesure, et là surtout où les conditions que je viens d'indiquer existent d'une manière plus tranchée.

En vertu de cette loi, l'appareil reproducteur est nécessairement le premier compromis. Avant d'arriver à l'impuissance et à la stérilité, qui sont le dernier terme, il se forme bien des détériorations qui permettent encore un exercice plus ou moins imparfait de la fonction. C'est cette série de maladies que nous allons examiner.

(E.) DE LA DYSMÉNORRHÉE ET DE LA CHLOROSE.

La puberté chez les jeunes filles est souvent une époque de troubles et d'altérations dans leur constitution.

Tant que le développement n'a interressé que l'*individu*, il s'est fait régulièrement ; dès qu'il a intéressé l'*espèce*, il hésite, et s'arrête.

Combien ne voit-on pas de jeunes personnes arriver à l'âge de quinze ou vingt ans, épanouies comme de jolies fleurs, dépérir tout-à-coup, se flétrir et tomber, parce qu'il n'était point dans leur destinée de porter des fruits.

L'apparition des menstrues, qui est le signe de l'aptitude génératrice, est le phénomène principal de cette transformation qu'éprouve la jeune fille pour devenir femme. Mais ce n'est pas là seule manifestation. Quand l'évolution est franche, vigoureuse, normale enfin, la métamorphose est complète. Toutes les formes du corps, tous les sentimens de l'âme changent et prennent en peu de temps un nouveau cours.

De tous les appareils organiques, celui qui subit les changemens les plus remarquables, c'est sans contredit l'appareil respiratoire. La poitrine se développe, on y voit surgir deux glandes complémentaires de la génération ; la voix prend un autre timbre.

La loi qui préside au développement de l'organisme a marqué son heure, et, une fois sonnée, la décoration change, un nouvel organe entre en scène.

Si la matrice ne joue pas son rôle avec énergie, tous ces mouvemens sont empêchés, dénaturés. L'action reste en suspens. Il y a arrêt de développement. La nutrition est languissante, l'hématose imparfaite, le système nerveux perverti.

Lorsque cet état se prolonge, le sang s'appauvrit, l'économie est livrée sans défense aux formations hétérogènes, et à l'envahissement des diathèses scrofuleuses ou tuberculeuses.

Le développement synergique du poumon étant aussi entravé, la fluxion vitale et organisatrice se dénature et devient une congestion morbide qui s'accroît en raison de l'anémie des organes congénères du bas-ventre.

C'est ainsi que la phthisie pulmonaire prend naissance, et vient terminer cette scène affligeante. J'en appelle aux praticiens pour reconnaître la vérité de cet enchaînement. Qu'ils songent à tous les phthisiques morts au milieu des accidens de la puberté; et pour ceux qui sont allés plus loin, qu'ils se demandent s'ils n'avaient pas conçu dès cette époque les germes de la maladie qui a exercé ses ravages plus ou moins longtemps après.

Cependant, il ne me paraît pas qu'on se soit assez préoccupé des rapports de l'aménorrhée et de la chlorose avec la phthisie pulmonaire. Pour moi, j'en suis frappé depuis plusieurs années, et je ne vois plus sans une anxiété douloureuse ces accidens chlorotiques qu'on est habitué à traiter légèrement, et dont on se croit bien maître avec quelques préparations ferrugineuses. Je les ai vus trop souvent céder pour se reproduire, et, après quelques années de ces alternatives, éclater enfin la cruelle affection qui sera longtemps encore l'écueil de la médecine. — Parce que, si on guérissait la phthisie, la population doublerait en quelques années, et centuplerait en quelques siècles, ce qui est impossible. C'est une raison qui n'est pas médicale, mais qui, peut-être, n'en est pas moins juste. —

Je pourrais formuler mon opinion en ces termes : sur cent femmes qui meurent poitrinaires, il y en a quatre-vingt-dix qui ont eu quelques troubles dans la menstruation, et quelques symptômes chlorotiques.

On conçoit l'importance pratique de cette idée : toutes les fois qu'on se trouvera en présence de semblables symptômes, il faudra redoubler de zèle et d'efforts, organiser une hygiène et un régime vigoureux, et ne lâcher prise que lorsqu'on sera parvenu à modifier profondément la constitution.

Il peut y avoir chlorose sans suppression des règles, et *vice versâ*. Mais le plus ordinairement, avec les pâles couleurs, il y a dérangement dans le flux menstruel ; tantôt il disparaît complètement, ou ne revient qu'à des époques irrégulières et éloignées, tantôt il revient encore assez régulièrement, mais son apparition est incomplète, et s'accompagne de douleurs, de crises nerveuses variées.

Quoiqu'il en soit, je rattache les accidens généraux de l'aménorrhée à trois formes :

— 1° La chlorose proprement dite, ou pâles couleurs, est le degré le plus avancé de l'altération sanguine dans laquelle la partie cruorique est diminuée, et la partie aqueuse augmentée. Le sang est pâle, la matière colorante et l'oxide de fer, qui entrent dans la composition des globules, sont en proportion minime.

Le système nerveux n'étant plus contenu, — *sanguis moderator nervorum*, — s'exalte de toutes parts en crises hystériques et en névralgies. On observe dans ce cas un appareil symptomatique très-complet : gastralgies avec perversion du goût, palpitations, dyspnée, céphalalgie, affaiblissement musculaire, apathie, décoloration générale du tégument externe et des muqueuses, souvent même teinte verdâtre de la peau.

A ce point, les eaux de Bains n'ont par elles-mêmes qu'une faible puissance. Employées seules en bains tempérés, elles sont même nuisibles, elles affaiblissent et provoquent un mouvement fébrile. Les moyens hydropathiques administrés avec ménagement, et surtout les eaux et les préparations ferrugineuses sont plus spécialement indiqués. Nos eaux seront plus efficaces, lorsque la maladie sera moins intense, ou plus ancienne, qu'elle aura déjà résisté à plusieurs médications, et qu'il sera possible de supporter les moyens thermaux et de profiter des circonstances hygiéniques favorables. Je dirai même qu'alors le fer, les emménagogues, étant impuissans loin des sources, produisent ici de merveilleux effets, secondés qu'ils sont par les bains frais, les douches, les frictions, l'exercice au grand air et une nourriture succulente qui a l'avantage d'être prise avec plaisir et bien digérée.

C'est de la combinaison de ces influences que résulte la santé, mieux que de toutes les meilleures préparations ferrugineuses. On a beau gorger de ce métal l'estomac d'un malade, le sang n'en devient pas plus riche. Ce liquide ne reprendra ses qualités que par une bonne élaboration alimentaire d'abord, puis par la perfection avec laquelle s'exécuteront les différents actes au moyen desquels le sang se transforme et acquiert peu-à-peu sa composition normale. Quand l'hématose sera ainsi complète, les globules sanguins seront de plus en plus nombreux, et avec eux augmentera la proportion du fer. Mais c'est une simplicité de s'évertuer à rechercher les sels ferrugineux les plus solubles afin de les faire pénétrer plus directement et plus vite dans le sang. Le traitement de la chlorose ne doit pas être exclusivement une combinaison chimique dans laquelle l'estomac jouerait le rôle d'un filtre. Les guérisons les plus solides ne sont-elles pas celles que l'on obtient sans fer, par le régime, la culture de la peau et l'exercice? toutefois, sans attribuer à ce métal une valeur exclusive nous en tirons parti comme d'un excellent remède.

— 2° L'anémie liée aux dérangemens de la menstruation prend parfois un masque trompeur. On ne peut plus employer le nom de *pâles couleurs*, car le teint peut être frais et animé d'un vif incarnat, il y a de l'embonpoint, et cependant le sang est pauvre en réalité.

Cet état est mieux désigné sous le nom de *fausse pléthore*. On l'observe surtout chez les jeunes filles de la campagne qui, avec les caractères extérieurs d'une constitution robuste et d'un beau développement organique, ont une très-faible résistance vitale, et sont sujettes à tous les désordres nerveux qui accompagnent la chlorose franche.

Ainsi, malgré la coloration du visage, le pouls est petit, le système veineux peu apparent, il y a quelquefois des bruits de souffle dans le cœur et les artères. Ces filles éprouvent des palpitations, des céphalalgies, et ne manquent pas de réclamer la saignée contre ces accidens, parce que, disent-elles, *le sang les gêne.*

Lorsqu'on accède à leurs désirs, on trouve un sang pâle, peu cruorique, la syncope survient rapidement, et les accidens sont exaspérés, ou s'ils sont momentanément calmés, ils reparaissent bientôt avec une intensité nouvelle.

Dans cette forme, le fer est souvent impuissant, quelquefois même il est nuisible. C'est alors que nos eaux sont une utile ressource. Leur action douce, graduée, rétablit l'harmonie dans les actes nerveux, et rend l'énergie aux forces assimilatrices; en même temps que par les stimulans locaux, on réveille la vitalité engourdie dans les organes du bas-ventre.

— 3° Il y a des dérangemens menstruels qui n'entraînent pas d'une manière aussi évidente l'altération du sang qui caractérise la chloro-anémie. La pâleur, la faiblesse, la dyspnée, les palpitations, les bruits de souffle ne se montrent plus d'une manière constante. Il y a bien un certain degré de débilité constitutionnelle et de pauvreté sanguine, mais elles ne sont accusées que par les troubles de l'innervation, et particulièrement ceux des voies digestives. Cette forme succède volontiers aux précédentes; elle s'observe chez les vieilles filles. Leurs organes ne recevant pas le complément de vitalité que donne la grossesse, et l'excitation normale faisant défaut, les fonctions utérines s'altèrent, la circulation du sang est embarrassée et il se forme des congestions, la sensibilité organique s'exalte et réagit sympathiquement sur divers points du système nerveux. C'est dans ces circonstances que prennent naissance beaucoup de gastralgies et d'hystéries.

Le mariage serait le meilleur remède; à son défaut, on ne peut que calmer les accidens par les bains tièdes prolongés, la boisson d'eau thermale, l'excitation de la peau, et l'action tonique des douches froides sur les reins, des bains de siège frais. On peut procurer ainsi des guérisons plus ou moins durables, et dans tous les cas plus certaines que par les préparations pharmaceutiques.

(F.) DES MALADIES DE MATRICE.

On observe quelquefois des maladies de matrice chez des filles; mais elles sont rares, et dépendent alors de causes accidentelles, ou de vices organiques. C'est le plus ordinairement par suite de l'usage des organes générateurs que ces nombreuses altérations inflammatoires, sécrétoires, ulcéreuses viennent à se développer.

Sans doute, quand ces parties sont dans des conditions normales, qu'elles sont bien conformées et d'une structure solide,

l'usage et même l'abus n'entraîneront aucun dérangement.
Mais,—ce qui a lieu trop souvent,—quand ces organes étaient
déjà dans les mauvaises conditions que nous avons signalées
précédemment, qu'ils sont faibles, peu développés, d'une texture molle, alors, peu de temps après le mariage, des douleurs
sourdes dans le bas-ventre et les reins, des écoulemens, des
gastralgies se montrent et s'aggravent peu à peu, diminuent,
reparaissent avec plus d'intensité, et s'opposent souvent à la
conception. Lorsque cette dernière a lieu, à la suite des couches
l'utérus ne se resserre pas complètement, il reste engorgé; les
tissus vaginaux relâchés laissent descendre la matrice qui prend
diverses positions vicieuses, et reste exposée à des froissemens
répétés.

Telle est l'origine de cette longue vie de souffrances et de
traitemens, pendant laquelle de malheureuses femmes, à charge
à leurs familles et surtout à elles-mêmes, promènent à toutes
les eaux et à toutes les consultations leurs matrices ulcérées ou
engorgées. Quand le mal a une certaine durée et une certaine
intensité, l'économie tombe dans un état cachectique particulier
qui a ses caractères, et une physionomie d'après laquelle on
reconnaît aisément la maladie au premier aspect. Je lui donne
alors le nom de *phthisie utérine;* car c'est bien une sorte de
phthisie que ce dépérissement général.

La lésion d'un seul organe suffit à entretenir cette consomp-
tion lente qui mine la constitution. Toutefois l'organe étant
moins important que le poumon, l'émaciation ne devient pas
aussi profonde; il n'y a pas cette fièvre qui épuise rapidement.
La maladie n'est point mortelle par elle-même; aussi, la voit-on
se perpétuer de longues années.

Heureusement, cette forme n'est pas la plus fréquente; mais
sans arriver à ce dernier degré, beaucoup d'affections utérines
s'en rapprochent.

On comprend les difficultés de la thérapeutique. L'économie a besoin d'être fortifiée, et dès qu'on emploie les toniques, l'irritabilité du bas-ventre s'accroît, le sang y afflue, l'engorgement prend plus d'étendue. Si l'on suit la voie opposée, qu'on marche avec les antiphlogistiques, l'état général s'aggrave. C'est ici le cas de répéter : calmer sans affaiblir, fortifier sans irriter. Nous avons vu comment nos eaux remplissent cette indication.

Je dois faire observer, cependant, que si la cachexie est trop avancée, ou la matrice trop irritable, les eaux ne peuvent être supportées, et l'on n'en retire pas grand profit.

Dans les cas ordinaires, elles sont fort avantageuses. Conduites avec prudence, elles satisfont à la fois aux deux grandes indications du traitement : améliorer l'état général, relever les forces, favoriser une bonne assimilation nutritive, et d'autre part rafraîchir et calmer l'appareil utérin, lui donner plus de ton. On peut même ajouter une certaine action fondante résultant de la boisson des eaux minérales.

Pour obtenir ces résultats, il faut tenir compte de quelques remarques sur la manière d'administrer les eaux.

En général, les douches sur la région lombaire sont nuisibles. Dans certains cas seulement, on peut les faire donner à une basse température. Elles pourront être utiles sur les membres supérieurs et les épaules. La boisson thermale augmente parfois les écoulemens. Les bains seront le moins chauds possible. Les bains de siége, les compresses mouillées, les lavemens, les injections, ou plutôt les irrigations à l'eau minérale refroidie, sont de rigueur.

Mais tous ces moyens seraient sans valeur, si les ulcérations du col, lorsqu'elles existent, n'étaient pas en même temps cautérisées. Les femmes qui viennent de la ville, n'ont généralement pas besoin de subir cette opération, parce que leur col utérin a été mis, par un médecin expérimenté, dans un état satisfaisant. Il n'en est pas de même des femmes de la campagne qui méconnaissent le plus souvent la source de leurs maux, et portent des ulcérations anciennes. Je suis dans le cas, tous les ans, de découvrir un certain nombre de ces maladies, et j'ai la satisfaction d'en renvoyer plusieurs assez bien guéries.

Je ne suis pas cependant un aveugle partisan des doctrines de Lisfranc; je n'attache pas une importance exclusive aux plus légères érosions ou indurations du col, et je ne les poursuis pas avec des cautérisations réitérées. Mais l'expérience m'a convaincu que si ces lésions ne sont pas toute la maladie, si elles sont accessoires, et susceptibles de disparaître spontanément; cependant, à un certain degré, elles sont un des élémens de la maladie, et s'opposent à sa guérison.

J'ai l'habitude de cautériser un peu vivement et rarement. Il m'a paru que les cautérisations superficielles et fréquentes développaient les végétations vasculaires.

On a dit bien des choses sur les affections de l'utérus. Peut-être y en a-t-il encore bien d'autres à dire. Le sujet est trop vaste pour que je m'y engage ici. Les faits nombreux et variés qui me passent sous les yeux, pourraient me conduire, sinon à des idées nouvelles, — prétention que je suis loin d'avoir, — du moins à quelques aperçus originaux.

(G.) DE L'AGE CRITIQUE.

Il y a longtemps que mon père a constaté les avantages que retiraient des eaux de Bains les femmes tourmentées par les accidens divers qui se montrent à l'âge de retour. Il en faisait une sorte de spécialité pour ces eaux.

On se rend compte des troubles qui surviennent à cette époque par la suspension définitive de la vie utérine. En pleine santé, voici une fonction importante qui s'arrête, les relations sympathiques qu'elle entretenait cessent tout à coup. L'économie doit en être modifiée. Pendant quelque temps il y règnera un désaccord, un défaut d'harmonie qui affaibliront les forces nutritives. Il en résultera, comme à l'autre extrémité de la carrière menstruelle, un état de viciation humorale qui laissera l'organisme sans défense contre l'action des agens désorganisateurs et contre les formations morbides.

C'est à cette époque qu'on voit apparaître les dépositions squirrheuses, de même que nous avons vu les dépositions tuberculeuses apparaître à l'âge pubère.

N'y a-t-il pas une certaine analogie entre ces deux phases de l'existence de la femme sous le rapport des maladies qui l'assiègent, et de la manière dont elles se produisent ?

Tous les organes qui, dans le cours de la vie, ont souffert et conservé quelques traces de lésions sont de nouveau compromis ; — les germes de maladie se développent.

Un autre ordre de phénomènes résulte encore de la suppression du flux menstruel. L'économie habituée à des pertes régulières va se trouver surchargée, et il se produira une pléthore, avec tous les symptômes qui l'accompagnent. Des congestions sur différentes parties se montrent avec plus ou moins d'intensité. La plus habituelle, et la plus caractéristique, est un raptus qui porte subitement à la tête une sorte d'ondée sanguine. Le visage se colore fortement, et une chaleur monte au cerveau pendant quelques minutes.

On peut juger si la dénomination de *critique* appliquée à cet âge est bien fondée..

Toutes les femmes ne sont point tourmentées au même degré. Celles qui sont sous l'influence de quelque diathèse, ou d'un tempérament sanguin trop prononcé ; celles qui arrivent à cet âge avec des maladies organiques anciennes, voient généralement tous les symptômes s'aggraver et prendre une marche plus rapide.

Les petites saignées et les grands bains sont la base du traitement à opposer à ces accidens.

L'action douce et fondante de nos eaux, prises en bains tempérés et en boissons, équilibre et régularise les mouvemens vitaux, répartit les fluides d'une manière plus uniforme.

En renouvelant chaque année, pendant trois ou quatre ans, une saison de vingt à trente jours, les femmes, qui n'ont pas de lésion organique, éprouvent constamment un soulagement notable, et traversent heureusement cette période critique.

(H.) DES CONVALESCENCES PÉNIBLES, DES CONSTITUTIONS DÉTÉRIORÉES.

Un certain nombre de baigneurs se rendent aux eaux à la suite de maladies aiguës de divers genres. Tous les symptômes alarmans ont disparu, l'orage est conjuré, la fièvre est tombée depuis longtemps, le malade est en convalescence ; et cependant, l'appétit, les forces, la santé enfin ne reviennent pas. On a donné des toniques, des analeptiques de toutes sortes, et rien n'avance.

Ce même malade arrivé aux eaux, après quelques jours de bains tempérés, de douches variées, sent ses forces renaître ; l'organisme se dégourdit et se régénère peu-à-peu.

A la suite des fièvres typhoïdes graves, on nous envoie parfois des malheureux échappés à la mort, perclus des membres, au dernier degré de l'émaciation, et c'est vraiment merveille de les voir se ranimer.

On me demandera si le changement d'air et de nourriture, les bains domestiques et les frictions n'amèneraient pas le même résultat. Je répondrai : pas aussi sûrement, ni aussi vite.

Il est des individus qui, sans avoir de maladie bien accusée, arrivent dans un état de marasme et d'épuisement très-grand, à la suite de causes diverses : excès, privations, fatigues, et même d'une manière spontanée, par une sorte d'inertie des forces vitales.

Dans ces cas encore, nos eaux seront très-avantageuses, mais les effets n'en seront pas aussi rapides, ni aussi prononcés que dans les circonstances précédentes.

§ II.

Des Maladies pour lesquelles les Eaux de Bains partagent avec d'autres une efficacité réelle.

Je ne prétends pas que toutes les maladies indiquées dans le paragraphe précédent doivent être l'apanage exclusif de nos eaux ; je crois seulement que, pour établir entre les principaux groupes d'eaux minérales les bases d'une classification vraiment pratique, il était bon de réunir un certain nombre d'affections qui paraissent mieux en rapport avec la nature des eaux de Bains, et qui en éprouvent une action curative plus prononcée qu'avec toute autre.

Ainsi, j'admettrai que les eaux sulfureuses des Pyrénées ont dans les maladies de la peau, dans les catarrhes pulmonaires une efficacité plus grande que les nôtres, — de même pour les eaux de Vichy dans les engorgemens abdominaux, — pour les eaux de Bourbonne, dans les paralysies, contractures, rhumatismes invétérés.

Je ne refuserai pas à ces diverses eaux de pouvoir aussi soulager ou guérir des affections nerveuses et dyscrasiques.

De même à Bains, on peut aussi soulager et guérir des dartres, des engorgemens abdominaux et des rhumatismes.

Ce ne sont point, de part et d'autre, des spécialités absolues. Les différences d'efficacité sont du plus au moins, et les eaux

minérales se rapprochent davantage par leurs effets thérapeutiques que par leurs propriétés physiques et chimiques.

En effet, près des sources de tous pays, et des plus dissem-
blables par leurs élémens, on s'étonne de trouver toujours à
peu près les mêmes maladies, et de voir des eaux salines
acidules ou sulfureuses guérir également les gastralgies et les
rhumatismes.

C'est que toutes les eaux thermales ont un fond commun
d'action : la thermalité d'abord, et les applications variées qui
en sont faites, et puis ce concours de circonstances hygiéniques,
spéciales, qu'il faut bien reconnaître, sans vouloir pour cela
déprécier les qualités propres des eaux.

C'est en vain que des médecins systématiques voudront attribuer seulement au carbonate de soude contenu dans les
eaux, et à l'alcalinité des humeurs la guérison des gastralgies ;
on leur montrera d'une part des gastralgiques saturés sans profit
de sel alcalin, d'*extrait de Vichy*, et d'autre part ces mêmes gastralgiques guéris à des eaux très-différentes, et dans lesquelles
le carbonate de soude ne joue aucun rôle.

(A.) RHUMATISMES.

Il faut les citer en première ligne parmi les affections que les
eaux de Bains guérissent comme beaucoup d'autres. Ils ne le
cèdent en rien sous le rapport de la fréquence aux affections
nerveuses. Ce sont eux qui forment le principal appoint de
toutes les eaux thermales. Et c'est justice ; puisqu'ils dérivent
essentiellement d'une altération dans les fonctions de la peau,
ils doivent être combattus de préférence par la médication qui
est surtout consacrée à la réhabilitation de cette membrane.

Ici, ce ne sont plus des classes aisées, ayant des habitudes
oisives et sédentaires, qui sont la proie de ces affections ; ce

·sont plutôt les hommes livrés à de rudes travaux, et aux intempéries athmosphériques.

Cependant il faut distinguer : la peau est sujette à diverses influences morbides.

Tantôt, elle est surprise au milieu des meilleures conditions par un refroidissement brusque. La cause est accidentelle ; la transpiration répercutée fait naître un état particulier du sang dont le propre est de déterminer une phlogose des tissus séro-fibreux, — cet état du sang peut se développer spontanément sous l'influence de causes internes, — la maladie qui en résulte, *rhumatisme articulaire aigu*, se comporte comme une pyrexie dans laquelle l'élément général domine. Aussi a-t-on pu l'appeler à bon droit *fièvre rhumatismale*.

Après avoir parcouru ses périodes, lorsque le mouvement fébrile est éteint, souvent il reste dans les articulations quelques traces du passage de l'inflammation. Ainsi, des gonflemens, des raideurs, de la douleur dans plusieurs jointures. Il reste surtout une mauvaise disposition de la peau, en vertu de laquelle l'affection a de la tendance à se reproduire.

Dans ces circonstances, les bains chauds, les étuves, les douches donnent les meilleurs résultats.

L'irritation articulaire peut se maintenir après que la fièvre est tombée, elle peut même s'établir et se perpétuer sans être jamais accompagnée de réaction fébrile. C'est le *rhumatisme articulaire chronique*. La viciation du sang persiste, l'organisme s'est habitué à cet état, — il y a diathèse ; — les douleurs apparaissent inopinément sur l'une ou l'autre articulation ; ces manifestations sont très-irrégulières, elles se montrent souvent dans la longueur des membres, sur les gaines tendineuses, ou les enveloppes musculaires, — c'est le rhumatisme vulgaire, celui qui peuple les établissemens thermaux. On l'observe chez les gens de la campagne, les hommes actifs, exposés à de fréquentes alternatives de chaud et de froid ; à la suite d'une vie accidentée, il est rare qu'on ne ressente pas quelque douleur arthritique ou musculaire.

La médication des eaux ne guérit pas, mais elle soulage toujours dans ces cas ; les rhumatisans reviennent périodiquement aux eaux, et savent très-bien, par leur propre expérience, que les années où ils s'en sont dispensés, le mal reparaît avec plus d'intensité.

Je distingue de cette forme une variété qui est le trait d'union entre les rhumatismes et les névroses ; je veux parler du *rhumatisme vague*. Les douleurs se font sentir d'une manière fugace et quelquefois très-aiguë sur différents points qu'il est assez difficile de spécifier anatomiquement. Tantôt, c'est dans quelqu'articulation, le plus souvent dans la continuité des membres et au tronc. C'est à cette espèce que je rapporte les douleurs rhumatismales des viscères.

Le poumon, le foie, l'estomac, etc., sont parfois le siège de ces souffrances qui, par leur intensité et leur retour plus fréquent, peuvent donner des inquiétudes, et exposer à des méprises. Dans bien des cas, le diagnostic différentiel est fort difficile à établir avec les névroses ; et, cependant, il est bien important, car le traitement diffère du tout au tout. On en est souvent réduit au tâtonnement, on se laisse guider d'après les effets obtenus.

Cette espèce de rhumatisme s'observe chez les sujets débiles, nerveux, chez les habitans des villes, les femmes, les individus sédentaires. La peau est impressionnable, elle manque de vitalité, les causes ont agi sur elle lentement, d'une manière successive et insensible. C'est là où la *culture de la peau* devient nécessaire, et où les procédés hydropathiques sont heureusement appliqués.

S'il n'y avait qu'à stimuler fortement cette membrane, les

eaux puissantes de Bourbonne ou de Wisbaden feraient merveille. Mais il faut avoir égard à la délicatesse du tempérament, à la susceptibilité des organes ; il faut craindre d'irriter et d'allumer la fièvre. Tout en excitant la peau, il faut ménager le système nerveux. C'est pour remplir cette double indication d'énergie et de douceur que les eaux de Bains sont précieuses. Elles doivent être employées avec modération, les bains seront tempérés, et quand on provoquera des réactions sur la peau, ce sera toujours avec mesure, en revenant aux bains tièdes qui seront considérés comme la base du traitement. On se trouvera bien dans ces cas de la douche alternative, et des douches générales à une température modérée.

Je place aussi dans une catégorie particulière un genre de rhumatisme qui se rapproche de la goutte sous plusieurs rapports. Il consiste dans une phlegmasie articulaire le plus souvent générale, se développant d'une manière subaigue, restant stationnaire pendant quelque temps, puis reprenant son cours jusqu'à ce qu'elle ait envahi toutes les articulations grandes et petites.

Le propre de ce *rhumatisme goutteux*, c'est que chaque crise laisse des traces de plus en plus profondes sur les articulations attaquées, elles se déforment, s'ankylosent au point de rendre les membres entièrement perclus.

J'ai rencontré plusieurs fois cette affection chez des vieilles filles qui avaient en vain essayé de tous les remèdes et de toutes les eaux. — Je crois même avoir remarqué que les remèdes et les eaux les plus actifs étaient les plus nuisibles.

Cette cruelle maladie est évidemment liée à un vice humoral, à une disposition originelle, peut-être à une altération spéciale des fonctions de la peau, à un défaut d'harmonie entre l'exhalation et l'absorption, d'où résulte l'altération consécutive du sang qui, elle-même, détermine l'inflammation des tissus séreux et les dépositions fibrineuses.

(B.) — Dans la *goutte*, il y a également vice humoral, disposition originelle, et défaut d'équilibre entre les fonctions exhalantes et absorbantes. Mais le point de départ n'est pas à la peau, il est dans l'appareil digestif qui élabore trop bien, ou qui est surchargé de matériaux nutritifs trop riches. Le résultat définitif est le même.

On ne guérit pas la goutte. — L'expérience ne confirme que trop ce principe. — Mais on peut jusqu'à un certain point éloigner ou diminuer les accès en atténuant momentanément les humeurs, et en augmentant l'action de la peau.

On peut surtout combattre avantageusement les effets, — les raideurs, les engorgemens consécutifs à l'accès. C'est ce à quoi se borne notre rôle dans les cas assez rares où les goutteux recourent à nos eaux.

(C.) — La *sciatique* est aussi l'une des maladies les plus fréquentes à notre établissement. Malgré les remèdes prétendus héroïques préconisés contre elle, nous en voyons toujours arriver le même nombre, et toujours elle trouve un soulagement moins original, mais plus sûr que par des cautérisations auriculaires.

La névralgie du nerf sciatique n'est pas toujours de même nature; ordinairement, c'est une influence rhumatismale qui la provoque; mais elle peut n'être qu'une irritation purement nerveuse, une névralgie proprement dite. Cette considération doit influer sur le traitement. Ce qui n'influe pas moins, c'est le degré d'acuité, d'ancienneté et d'étendue.

J'ai observé que certaines sciatiques étaient exaspérées par les bains et les douches très-chauds qui réussissent si bien dans d'autres. Quand la sciatique est récente, ou très-aiguë, ou nerveuse, les eaux très-chaudes ne conviennent pas. Dans les

13

circonstances opposées, elles donnent de très-beaux résultats, surtout dans les cas où, après de longues souffrances, il y a un amaigrissement des membres, et une certaine paralysie qui entraîne la claudication. Nous avons tous les ans quelque béquille laissée comme meuble inutile.

(D.) — La *gravelle* prend naissance dans les mêmes conditions que la goutte, — quand il n'y a plus *balance des profits et pertes*. L'estomac fonctionne trop, la peau et les muscles pas assez. La composition est active et puissante, la décomposition insuffisante. Le sang devient trop riche, trop animalisé. Au lieu de se débarrasser sur les séreuses articulaires des principes azotés en excès, il les écoule par les reins, sous forme de graviers.

Quand la gravelle n'est pas le fait d'un vice héréditaire, d'une disposition originelle, qu'elle est enfin susceptible de guérison, — ce qui, à la vérité, est malheureusement le cas le plus rare, — ce ne peut-être que par trois moyens : la diététique sévère qui diminue les profits, l'exercice musculaire et l'excitation de la peau qui augmentent les pertes.

Le premier de ces moyens est plus facile à conseiller qu'à faire exécuter. Le second est quelquefois impossible. Depuis plusieurs années, j'ai obtenu du troisième quelques succès remarquables.

Je soumets les malades aux demi-bains très-chauds, aux douches, aux étuves, et au robinet de fer; je leur fais boire abondamment de l'eau savonneuse. Les graviers s'échappent aussi bien qu'avec les eaux de Contrexéville, les douleurs lombaires et les crises sont éloignées.

J'observe d'ailleurs, sur beaucoup de nos rhumatisans traités de cette manière, l'expulsion par les urines d'un sable rouge fin et abondant, pendant toute la durée du traitement. Ce sable, qui est de l'urate d'ammoniaque, ne diffère des graviers que par le volume. Ce qui tendrait à établir d'une part que certains rhumatismes sont liés à un état du sang analogue à celui qui existe dans la gravelle, et d'autre part que les eaux de Bains séparent, détachent et font expulser le sable de la gravelle.

(E.) — Les *maladies du foie* sont, comme on le sait, l'apanage des eaux de Vichy.

N'y a-t-il pas un abus dans cette manière empirique d'affecter une action spécifique à certaines eaux? Evidemment, les maladies du foie peuvent être fort différentes par leur nature et par les dispositions constitutionnelles, au milieu desquelles elles se développent.

Si les eaux de Vichy sont favorables dans un grand nombre de cas, lorsqu'il faut stimuler un parenchyme inerte, et résoudre ses engorgemens, ne seront-elles pas nuisibles quand il persistera quelqu'irritation inflammatoire ou nerveuse? Sans doute, ce sont, le plus souvent, des engorgemens chroniques, ayant résisté aux divers fondans, qui sont dirigés sur Vichy, et qui s'y résolvent plus ou moins complètement. Mais il y a des insuccès, j'en ai vus, qui portent sur les cas de phlegmasie subaigue, ou de névrose hépatique ; et ces insuccès n'auraient pas lieu, si les malades comprenaient mieux que toutes les affections d'un même organe ne se ressemblent pas, et qu'il y a parfois plus de différence entre telle maladie du foie et telle autre, qu'il n'y en a entre cette même maladie et une affection de la tête; qu'en un mot, ce n'est pas l'organe qui doit être la source des indications, mais la nature de la souffrance, et surtout les conditions spéciales dans lesquelles se trouve placée l'économie.

Parmi les maladies du foie, en assez petit nombre d'ailleurs, qui sont traitées à Bains, les unes n'éprouvent pas grande amélioration, ce sont les engorgemens anciens, survenus len-

tement et graduellement, et aussi les calculs biliaires. Sans
doute, dans ces cas, les eaux de Vichy seraient plus efficaces.

D'autres sont sensiblement soulagées, ce sont les engorgemens récens, ayant succédé à une phlegmasie plus ou moins
aiguë, et aussi une sorte de névralgie hépatique dont j'ai
observé plusieurs cas les années précédentes.

Cette névralgie donne lieu à des coliques analogues à celles
qui sont déterminées par des calculs biliaires. Elles reviennent
également à des intervalles plus ou moins éloignés, s'accompagnent de crises douloureuses et de vomissemens pareils ;
seulement on ne trouve pas la tuméfaction de la vésicule, ni
les petites pierres expulsées avec les selles.

Je regarderais volontiers cette affection comme l'effet d'une
irritation spéciale des plexus nerveux qui accompagnent les
vaisseaux et les conduits biliaires, irritation qui se traduit par
une exaltation de sensibilité, et des contractions spasmodiques
dans les appareils excréteurs de la bile. L'action sédative et
régulatrice de nos eaux m'a paru produire de bons effets dans
ce cas.

(F.) — Les *engorgemens, obstructions, tumeurs,* sont encore
de ces dénominations peu précises et peu scientifiques, usitées
dans le langage de la médecine des eaux, et qui prêtent à la
confusion et aux méprises. Que de différences dans les diverses
espèces de tumeurs internes sous le rapport de la nature, de
l'altération, et par conséquent sous le rapport du pronostic et
du traitement !

Les productions hétérogènes, squirrheuses, strumeuses,
fibreuses, les kystes avec les nombreuses variétés de matières
qu'ils renferment, constituent des genres de tumeurs, malheureusement trop fréquentes, et sur lesquelles l'action des eaux
est le plus souvent nulle. Heureux, quand l'excitation minérale

n'imprime pas une activité plus grande à leur développement
morbide !

Il en sera tout autrement des engorgemens constitués par
une simple hypertrophie d'organe, par un épaississement de
tissu, ou une infiltration plastique provenant d'une inflammation qui n'a pu se résoudre.

Dans ces circonstances, les bains et les douches agissent efficacement. J'ai vu maintes fois de ces tumeurs abdominales formées dans le tissu cellulaire sous-péritonial ou mésentérique, et
même dans le péritoine, à la suite de péritonites circonscrites,
se dissiper peu à peu sous l'influence des eaux, alors qu'elles
avaient résisté aux divers moyens fondans dirigés contre elles.

(G.) On peut répéter pour les *paralysies*, indistinctement
dirigées sur Bourbonne, ce que je disais tout-à-l'heure pour les
maladies du foie, à l'égard de Vichy. Les paralysies ne sont pas
toutes de même nature, ni développées au même degré ; et si,
par une vive excitation, les eaux de Bourbonne en guérissent
un certain nombre, elles devront nuire à celles qui ont à redouter les effets d'une trop forte excitation. Réciproquement,
ces dernières affections se trouveront mieux des eaux de Bains
qui seront moins puissantes dans les premières.

Ainsi, les paralysies anciennes, rebelles, d'origine rhumatismale, seront moins avantageusement traitées à nos eaux ; et
les paralysies récentes, dans lesquelles il faut craindre le retour
des accidens apoplectiques, et aussi les *paralysies hystériques*, ne
seront pas soumises sans danger à l'usage des eaux de Bourbonne.

J'ai eu l'occasion de voir à Bains un certain nombre de ces
dernières affections ; et il m'a semblé qu'au début, c'est-à-dire
à l'époque où les accidens nerveux et les douleurs rachidiennes
avaient une grande intensité, nos eaux étaient peu propices,

tandis qu'elles agissaient très-favorablement plus tard, quand la paraplégie était le seul symptôme.

Les excitans ordinaires m'ont paru d'un emploi difficile et incertain dans ce cas ; nos eaux me semblent offrir alors une ressource précieuse. Elles stimulent suffisamment, sans les irriter, ces systèmes nerveux si frêles et si impressionnables ; elles y ramènent le mouvement et la vie.

(H.) Je comprends sous le nom d'*affections chirurgicales* différentes maladies des membres que nous sommes appelés à traiter par les eaux d'une manière accessoire en quelque sorte.

Ainsi, à la suite de *luxations*, de *fractures*, de *contusions*, d'*entorses*, il reste souvent des indurations que les bains réussissent à dissoudre, des raideurs que les douches dissipent, des douleurs qui sont assez bien calmées.

Peut-être, d'autres eaux seraient-elles mieux appropriées à ce genre de lésions, mais la proximité, ou quelqu'autre motif étranger à la médecine font préférer nos thermes, et nous devons en tirer le meilleur parti possible. Or, je puis dire que dans ces cas, nous obtenons encore de notables améliorations.

Outre ces affections traumatiques, il en est d'autres de cause interne : *tumeurs blanches*, *nécroses*, *caries*, qui se trouvent bien parfois du traitement excitant des douches et des bains chauds secondés par des moyens médicamenteux spécifiques.

(I.) Pour compléter le cadre des maladies qui se présentent à notre clinique des eaux, je me contenterai d'indiquer également pour mémoire les *affections de la peau* qui, dans l'impossibilité où se trouvent les malades de se rendre aux eaux spéciales, sont plus facilement soignés à notre établissement que dans leurs familles.

Je fais ajouter à l'eau thermale, tantôt le carbonate de soude, tantôt le sulfure de potasse; — l'eau minérale naturelle est préférée dans les éruptions légères, accompagnées d'irritations.

On obtient du soulagement dans quelques cas, un peu plus sûrement que par les bains domestiques composés.

§ III.

Maladies dans lesquelles les Eaux de Bains sont nuisibles.

———

Quelque modération qu'on apporte dans l'usage des eaux, elles s'accompagnent toujours d'un certain degré d'excitation ; leur emploi sera donc contre-indiqué dans toutes les maladies où l'on doit redouter cet effet.

En première ligne se placeront naturellement les *maladies fébriles*, que ce soient des fièvres proprement dites, ou des fièvres liées à une phlegmasie quelconque. Il est inutile d'insister sur ce point ; il ne vient à la pensée de personne de se rendre aux eaux pendant la période aiguë d'une affection inflammatoire.

Mais il arrive parfois que des malades empressés n'attendent pas l'entier épuisement du mouvement fébrile qui accompagne un rhumatisme articulaire, ou une inflammation interne, et arrivent aux eaux, impatiens de se débarrasser de leurs souffrances. Ils ne tardent pas à voir se rallumer la fièvre ; ils comprennent alors qu'il faut cesser, revenir aux moyens calmans et anti-phlogistiques.

Une seconde catégorie d'affections dans lesquelles nous avons plus souvent l'occasion d'apprécier les fâcheux effets de l'excitation des eaux, ce sont celles qui, constituées par une lésion organique, ou un vice humoral, ont pour caractère de marcher vers une dégénérescence de plus en plus profonde. Ainsi, le *cancer*, le *tubercule*, la *syphilis*.

De malheureuses femmes, travaillées depuis longtemps par un mal sourd du bas-ventre et des reins, arrivent à Bains pleines de confiance, et je constate une induration squirrheuse du col utérin, ou un ulcère avec des bords renversés et un fond crevassé, reposant sur des duretés ; — des hommes ont des digestions pénibles, et ne se croient pas bien malades, je constate une tumeur dans quelque point des parois de l'estomac.

Eh bien, dans tous ces cas, — je dirais presque sans exception, — je ne tarde pas à observer une aggravation dans les symptômes. Dans les cas douteux, on peut regarder les effets des eaux comme un moyen diagnostique, — *naturam morborum ostendunt curationes*, — certainement, on peut juger par là que nos eaux ne sont point insignifiantes, et que pour provoquer un travail de dégénérescence aussi actif, elles doivent renfermer autre chose dans leur composition que les quelques grains de sel de soude trouvés par la chimie.

Ainsi donc, quels que soit l'espèce, le siége et l'étendue de la production cancéreuse déposée dans les tissus, il faut la respecter, et se garder de toute excitation médicatrice. C'est le cas de dire qu'il faut vivre avec son ennemi, et le traiter avec égards ; autrement, plus on le tourmentera, plus il implantera profondément ses racines.

J'en dirai autant d'une autre production morbide déposée dans nos tissus, et qui, pour être moins effrayante par le nom, n'en est pas moins terrible par les effets, et surtout par la fréquence. Je veux parler du *tubercule* qui, disséminé dans les poumons, constitue la phthisie pulmonaire.

J'ai peine à concevoir la vogue de certaines eaux plus excitantes que les nôtres dans cette triste maladie. Je sais bien qu'à Ems, on use principalement des eaux en boisson, et qu'on ne doit y traiter que les catarrhes et les laryngites. Mais, que de véritables phthisiques s'abritent complaisamment sous ces dénominations trompeuses !

Pour mon compte, je ne vois qu'en tremblant une poitrine suspecte se plonger dans nos piscines. J'ai vu trop souvent la fièvre s'allumer après quelques jours, l'oppression et la toux augmenter. — Sans compter les accidens de refroidissement, rendus si faciles avec une peau impressionnable et sans vitalité.

Peut-être, nos eaux offriraient-elles, dans ces cas, quelqu'avantage si elles étaient prises seulement en boisson. Mais elles ont d'autres spécialités, et, crainte d'abus, il vaut mieux bannir d'une manière absolue tout ce qui tient de près ou de loin à la tuberculisation.

Les *affections syphilitiques* ne nous viennent guère que par méprise. Certaines personnes portent des exostoses, ou des ulcères, sans se douter de leur origine. Quand je suis bien arrêté sur la nature du mal, je les soumets à un traitement ioduré, et j'ai pu me convaincre depuis huit ans, que ce traitement, secondé par les eaux, jouissait d'une efficacité plus grande, et à plus faible dose. — Les effets en sont admirables.

Au contraire, sans l'iodure de potassium, les maladies vénériennes s'aggravent rapidement sous l'influence des eaux.

Les préparations mercurielles ne peuvent être employées de la même manière que l'iodure, parce qu'aux plus petites doses, elles amènent promptement la salivation, et les autres signes de l'empoisonnement.

Il est possible que si l'on possédait pour le cancer et le tubercule, un spécifique égal à l'iodure pour la syphilis, les eaux deviendraient aussi avantageuses qu'elles sont nuisibles.

Dans les *scrofules*, les eaux de Bains, par elles-mêmes, sont encore défavorables. En y ajoutant du sel marin, et en administrant concurremment l'iodure, il n'en est plus de même. Mais alors, ce n'est plus le traitement des eaux. Aussi, n'est-ce que dans des cas exceptionnels, et lorsqu'on ne peut renvoyer le malade, qu'on y a recours.

Les *hydropisies* sont également proscrites des eaux. Je ne pense pas que cet arrêt doive être tout-à-fait absolu. Il est de ces affections dans lesquelles il pourrait y avoir avantage à produire une excitation de la peau et des reins ; dans certaines formes d'hydropisies essentielles et passives.

Mais celles qui se rattachent à une néphrite albumineuse, ou à une maladie organique du cœur, devront chercher ailleurs quelque soulagement à un état désespéré.

J'ai cependant essayé de tirer parti, dans le dernier cas, de la présence obstinée de certaines anévrysmatiques aux eaux. Lorsque la lésion du cœur dépendait, comme cela arrive si souvent, d'une affection rhumatismale, je combattais ce principe par les bains chauds, en même temps que je tenais le cœur en bride au moyen de la digitale.

Mes essais ne sont pas assez nombreux, ni assez concluans, pour que je puisse dès aujourd'hui émettre une opinion sur cette vue thérapeutique.

Les personnes prédisposées aux *hémorragies* de toutes sortes devront s'abstenir des eaux. L'*hémoptysie*, l'*hématémèse*, la *métrorrhagie*, n'y apparaissent jamais qu'accidentellement ; mais il n'en est pas de même de l'*hémorragie cérébrale*.

Quelques médecins nous adressent indistinctement des apoplectiques à toutes les périodes. C'est une erreur qui pourrait devenir funeste.

Il faut distinguer plusieurs états dans lesquels l'apoplexie se comporte d'une manière différente à l'égard des eaux.

On les évitera dans les attaques précédées et suivies d'une céphalalgie opiniâtre, d'un affaiblissement des facultés intellectuelles, d'une sorte de mouvement fébrile; sous cette forme, malheureusement une des plus communes, le travail de désorganisation de la pulpe cérébrale qui a déterminé l'épanchement sanguin persiste et prépare une rechute. L'excitation des eaux ne pourra que donner plus d'extension à ce travail morbide, et hâter la terminaison fatale.

Si, au contraire, l'altération est stationnaire ou disparue, que la paralysie soit ancienne, et que rien dans la constitution ne puisse faire craindre le retour d'accidens, c'est par des eaux et des douches chaudes qu'on doit attaquer la maladie. Les eaux les plus actives, comme celles de Bourbonne et de Wisbaden, doivent même être préférées.

Entre ces deux cas extrêmes, il en est d'autres moins tranchés dans lesquels on peut retirer quelqu'avantage des eaux de Bains. Ainsi, deux ou trois mois après l'attaque, quand on est sur la limite des moyens dépressifs, dérivatifs, et des moyens stimulans, que l'état congestif ou inflammatoire du cerveau paraît dissipé, que le retour à la sensibilité et au mouvement est enrayé, nos eaux faiblement excitantes conviennent parfaitement. Dirigées avec prudence, elles peuvent rendre service, tout en exposant à moins de dangers que les eaux très-fortes où les paralytiques ont coutume de se rendre.

Mais, où elles seraient difficilement remplacées par d'autres, c'est dans cet état de surexcitation vasculaire et nerveuse qui précède et suit l'apparition des congestions cérébrales. Lorsqu'un effort immodéré du cœur entretient vers les parties supérieures une hypérémie active qui est le prodrôme de l'apoplexie, on se trouve bien de calmer par des bains tièdes pro-

longés l'effervescence sanguine, et d'appeler par les douches
sur les extrémités inférieures une vitalité mal répartie. On voit
mieux qu'on ne peut l'expliquer cette action à la fois tempérante
et diffusible qui met en équilibre la masse du sang, et régularise
sa circulation.

Il est une sorte d'hémorrhagie naturelle et périodique pendant laquelle on doit s'abstenir des eaux. Je veux parler du
flux menstruel.

En règle générale, les femmes doivent cesser les exercices
thermaux pendant la durée de l'écoulement. Il faut respecter
cette fonction régulatrice de la santé, et éviter toute cause de
perturbation. Or, l'excitation des eaux pourrait accroître outre
mesure la fluxion utérine, ou les refroidissemens accidentels
pourraient la supprimer brusquement.

Toutefois, comme il n'est pas de règle sans exception, je
permets aux femmes qui ont cette fonction solidement établie
de se baigner après un ou deux jours, et je le recommande dès
le début à celles qui ont de la dysménorrhée.

Les bains tempérés calment le spasme et les douleurs qui
accompagnent parfois l'éruption cataméniale; et les demi-bains
chauds de courte durée, augmentent favorablement la fluxion,
lorsque l'effort sanguin est faible et incertain.

En terminant cet aperçu, qu'il me soit permis de rappeler
que, ne tenant pas à reproduire ce que l'on peut trouver dans
les ouvrages classiques, je n'avais pas à faire une exposition
méthodique et complète des maladies chroniques. J'ai dû me
laisser aller au gré de mon inspiration, et retracer quelques-
unes des idées suggérées par la pratique des eaux.

S'il en était qui parussent aventurées ou fausses, je serais heureux que la critique appelât sur elles des éclaircissemens ou des modifications qui pussent être profitables aux malades confiés à mes soins.

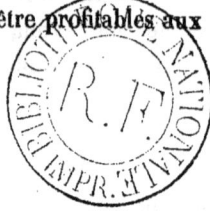

CARTE GEOLOGIQUE DES ENVIRONS DE BAINS.

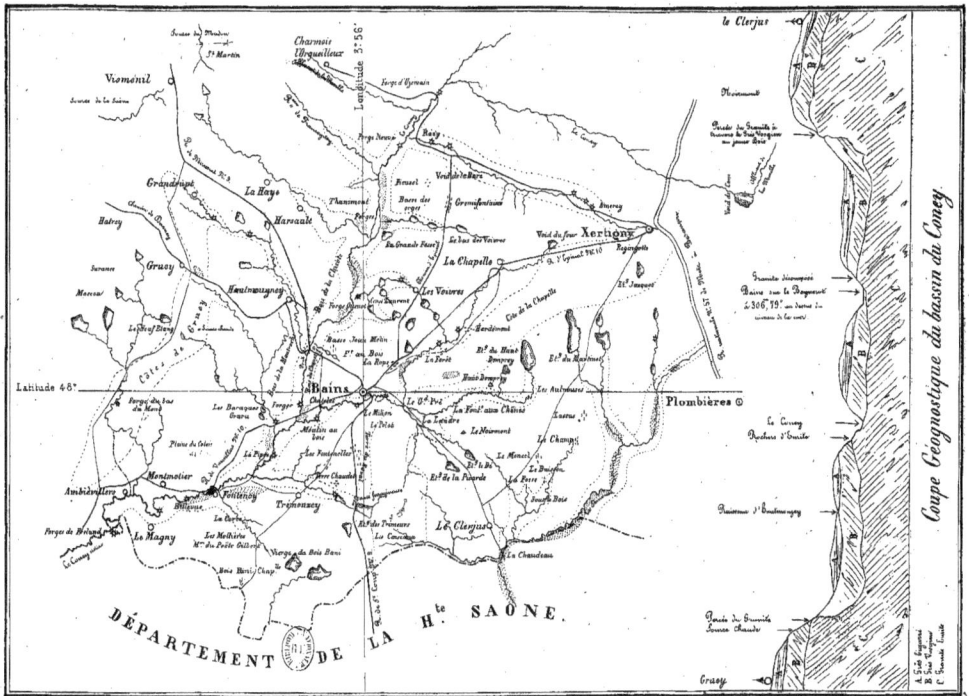

www.ingramcontent.com/pod-product-compliance
Lightning Source LLC
Chambersburg PA
CBHW070531200326
41519CB00013B/3011